“十二五”职业教育国家规划教材
经全国职业教育教材审定委员会审定

HULI GUANLI

护理管理

（第二版）

常唐喜 主编
张秀云 副主编

高等教育出版社·北京

内容提要

本书为"十二五"职业教育国家规划教材，参照了相关的国家职业技能标准和行业职业技能鉴定规范，参考护士执业资格考试大纲，结合本课程近几年的实际教学情况，编写而成。

本书内容十分丰富，基本涵盖了医院临床护理管理和社区护理管理的所有方面。第一单元主要阐述了管理学的基础知识和基本原理；第二单元主要介绍了我国的卫生服务体系；第三单元到第七单元主要介绍护理管理的五大职能；第八单元到第十单元分别介绍了护理质量管理、护理业务技术管理和护理科研管理方面的知识和技能。

本书的主要特点有：从理论的系统性出发，紧密结合护理管理实践形成整体结构；以学习和掌握管理科学基础理论、基本知识和基本技能为主，并适当吸取国内外的已有经验；从护理工作岗位的实际需要出发，注重内容的思想性、科学性、先进性、针对性和实用性。

本书配有学习卡资源，请登录Abook网站http://abook.hep.com.cn/sve获取相关资源。详细说明见本书"郑重声明"页。

本书不仅可作为卫生职业学校护理类各专业学生的教材，还可作为护理工作者的参考书。

图书在版编目（CIP）数据

护理管理 / 常唐喜主编．--2版．-- 北京：高等教育出版社，2011.12（2016.11 重印）
护理类各专业用
ISBN 978-7-04-032684-0

Ⅰ．①护… Ⅱ．①常… Ⅲ．①护理学：管理学－中等专业学校－教材 Ⅳ．①R47

中国版本图书馆CIP数据核字（2011）第232904号

策划编辑 刘惠军　责任编辑 张晓晶　封面设计 张志奇　版式设计 余 杨
责任校对 刁丽丽　责任印制 田 甜

出版发行 高等教育出版社
社 址 北京市西城区德外大街4号
邮政编码 100120
印 刷 北京嘉实印刷有限公司
开 本 787mm×1092mm 1/16
印 张 12.75
字 数 280千字
购书热线 010-58581118
咨询电话 400-810-0598
网 址 http://www.hep.edu.cn
http://www.hep.com.cn
网上订购 http://www.landraco.com
http://www.landraco.com.cn
版 次 2005年1月第1版
2011年12月第2版
印 次 2016年11月第8次印刷
定 价 23.10元

物 料 号 32684-B0

出版说明

教材是教学过程的重要载体，加强教材建设是深化职业教育教学改革的有效途径，推进人才培养模式改革的重要条件，也是推动中高职协调发展的基础性工程，对促进现代职业教育体系建设，切实提高职业教育人才培养质量具有十分重要的作用。

为了认真贯彻《教育部关于"十二五"职业教育教材建设的若干意见》（教职成〔2012〕9号），2012年12月，教育部职业教育与成人教育司启动了"十二五"职业教育国家规划教材（高等职业教育部分）的选题立项工作。作为全国最大的职业教育教材出版基地，高等教育出版社整合全国的优质出版资源，积极参与了该项工作，通过立项的选题品种最多、规模最大，充分发挥了教材建设主力军和国家队的作用。目前，已获立项的建筑工程技术、医药卫生、学前教育等专业的高等职业教育教材相继完成了编写工作，通过全国职业教育教材审定委员会审定并公示后，陆续出版。

高等教育出版社国家规划教材的作者中有参与制定高等职业教育新专业教学标准的专家，有高等职业教育国家专业教学资源库建设项目的主持人，有学科领域的领军人物，有企业的专业人员，他们是保证教材编写质量的基础。

高等教育出版社国家规划教材主要突出以下五个特点：

1. 执行新标准。以《高等职业学校专业教学标准（试行）》为依据，服务经济社会发展和人的全面发展。教材内容与职业标准对接，突出综合职业能力培养。

2. 构建新体系。教材整体规划、统筹安排，注重系统培养，兼顾多样成才。遵循技术技能人才培养规律，构建服务于中职高职衔接、职业教育与普通教育相互沟通的现代职业教育教材体系。

3. 找准新起点。教材编写遵循易用、易学、易教的原则，强调以学生为中心，符合职业教育的培养目标与学生认知规律。

4. 推进新模式。在高等职业教育工学结合、知行合一的人才培养模式下，改革教材编写体例，创新内容呈现形式，推进"任务驱动""项目化""工作过程导向""理实一体化”等教学模式的实施，突显了“做中学、做中教”的职业教育特色。

5. 配套新资源。秉承高等教育出版社打造数字化教学资源的传统与优势，教材内容与高等职业教育国家专业教学资源库紧密结合，纸质教材配套多媒体、网络教学资源，形成数字化、立体化的教学资源体系，为促进职业教育教学信息化提供有力支持。

为了更好地为教学服务，高等教育出版社将以国家规划教材为基础，组织教师培训和教学研讨活动，通过与教师互动以及滚动建设立体化教学资源，把教材建设提高到一个新的水平。

高等教育出版社

2014年7月

护 理 管 理

（第二版）

编写委员会

（以姓氏拼音为序）

常唐喜　盐城卫生职业技术学院

秦雅唯　唐山职业技术学院

侍杏华　盐城卫生职业技术学院

张秀云　盐城市第一人民医院

朱　莉　洛阳职业技术学院

致同学

欢迎你们进入管理科学的殿堂，学习护理管理这门新课程！

护理人才是我国现阶段紧缺人才之一，不仅需求量大，而且就业面广，同学们学成之后，既可在各级各类医院从事护理工作，又可在社区卫生服务机构从事社区护理工作。但不论何种护理工作，都伴随着管理的实践活动，不同程度上担当着管理者的角色，随着职务、职称的升迁，管理的内容更多，管理的责任更大，同学们作为管理者的角色更趋明显。因此，学好这门课程不仅能帮助同学们构建一个完整的知识结构和能力体系，提高岗位工作的适应能力；而且也为同学们的未来发展提供了知识和能力储备，助推你们尽快成为一名优秀的护理工作者。

《护理管理》主要阐述了管理学的基础理论、基本知识和基本技能，同时结合我国卫生工作的实际，特别是医院护理工作的实际和已有经验，并借鉴世界部分国家的成功经验，较系统地介绍了我国医院护理管理的主要内容（包括近几年我国护士执业资格及护师、主管护师、副主任护师、主任护师资格考试的内容）、具体方法和技术，既注重理论的阐述又注重实际的应用。可能同学们因未接触临床护理工作的实际，对学习这门课程有畏难情绪，对于这一点，所有编写者都做出了努力，在每单元开头列出学习要点，结束时都有小结，概括了本单元必须掌握的主要内容和知识点。同时，编写了关键术语，促进学习理解；辅以复习思考题和阅读材料，引导分析思考，全方位培养提高同学们分析问题、解决问题的实际能力。

我相信，同学们一定会带着对管理科学知识的渴求和未来更健康发展的愿景学好护理管理这门课程！

常唐喜

2014年6月

第二版前言

全国正在认真贯彻落实中共中央、国务院《国家中长期教育改革和发展规划纲要(2010—2020年)》和《关于深化医药卫生体制改革的意见》,卫生职业教育又迎来新的发展机遇,同时又面临新的挑战,教材、教学资源库建设已被教育部职业教育与成人教育司列入今年的工作要点。《护理管理》教材自2005年出版发行以来,经过全国卫生职业院校的普遍选用,得到了充分肯定,并被评为全国卫生职业教育优秀教材。但在新形势、新要求下,根据高等教育出版社把《护理管理》建成全国精品教材的要求,邀请部分教师和临床护理管理专家对原版教材进行了认真修订,并形成新的特色。

1. 适应护理事业发展的需要,新增部分教学内容。随着护理学科的发展和卫生改革的深化,对护理人才的综合素质培养提出了新的要求。本教材主要是在原版教材第四单元"护理组织管理"中增加了"组织文化"一节,旨在更好地打造护理人才的职业形象,提升护理人才的职业境界,加强团结协作,立足平凡岗位,发扬无私奉献的精神;在第九单元"护理业务技术管理"中增加了"护理与法"一节,促进护理人员更好地学习法律知识,规范自己的职业行为,建立和谐的护患关系,掌握和运用法律武器,保护护患双方的合法权益。

2. 贴近护士执业考试大纲,更新部分教学内容。通过对新印发的《护士执业资格考试大纲》和今年护士执业资格考试中有关"护理管理"内容的分析,对原来表述不确切或已过时的内容进行了修改或删减,进一步明确了学习要点,提高学生的注意力和学习兴趣,培养学生自主学习的积极性。

3. 编写格式有所创新,充分体现教材特色。第一版《护理管理》每单元只有学习要点和复习思考题,第二版每单元开始除有学习要点外,在结束时增加了本单元小结,概括了本单元必须学习掌握的主要内容和知识点;同时新编了本单元的关键术语和相应的阅读材料，形成了本教材的新特点：学习要点开篇，单元小结呼应；摘编关键术语，促进学习理解；新编阅读材料，引导分析思考；全方位培养提高学生分析问题、解决问题的实际能力，充分体现了本教材系统性、科学性、先进性、启发性、实用性和可读性的特色。

《护理管理》第二版教材仍分为十单元。第一单元“绪论”和第二单元“卫生服务体系”，由张秀云编写；第三单元“计划工作”和第四单元“护理组织管理”，由朱莉编写；第五单元“护理人力资源管理”和第六单元“领导工作”，由侍杏华编写；第七单元“控制工作”和第八单元“护理质量管理”，由常唐喜编写；第九单元“护理业务技术管理”和第十单元“护理科研管理”，由秦雅唯编写。

本教材在编写过程中，得到了各位编者单位的关心和大力支持，在此一并致谢！由于编者水平有限，书中不足之处在所难免，恳请各位专家、学者及读者指正，以便进一步修改完善。本书读者反馈信箱：zz_dzyj@ pub. hep. cn。

常唐喜

2014 年 6 月

第一版前言

随着我国经济社会的发展和科技的进步，人们越来越重视对管理科学的研究和实践，特别是我国改革开放以来，国际交往越来越多，许多发达国家的管理经验为我所用，促进了我国的经济建设和社会发展。护理学的许多理论和实践与管理科学密切相关，因此，每位护理工作者必须学习和掌握管理学的理论知识和相关技能，不断提高自己的科学管理能力。这不仅是时代发展的客观要求，也是每位护理工作者应具备的基本职业能力。

护理管理不仅是医院管理的重要组成部分，而且也是整个卫生事业管理的一项重要内容。它既具有一般管理的共性，又具有专业管理的个性。《护理管理》全书以党和国家有关教育改革、卫生改革等文件为指导，重点阐述了护理管理的基础理论、基本知识和基本技能，既有我国护理管理的已有经验，又适当吸取了世界上部分发达国家的成功经验，充分体现了理论与实践相结合的原则，注重了内容的系统性、科学性、先进性、启发性和适用性，不仅可作为护理专业学生的教科书，也可作为护理工作者的参考书。

《护理管理》全书共分十章。第一章绪论，第二章卫生服务体系，由张秀云编写；第三章计划工作，第四章护理组织管理，由朱莉编写；第五章护理人力资源管理，第六章领导工作，由侍杏华编写；第七章控制工作，第八章护理质量管理，由朱明瑶编写；第九章护理业务技术管理，第十章护理科研管理，由潘如萍编写。

"护理管理"课时安排建议如下：

学时	第一章	第二章	第三章	第四章	第五章	第六章	第七章	第八章	第九章	第十章	合计
理论	4	4	2	4	3	4	2	2	2	2	29
实验（实习）			2					2	1	2	7
合计	4	4	4	4	3	4	2	4	3	4	36

本教材在编写过程中，主要参考了近些年来国内出版的一些与护理管理方面有关的教材、专著，在此，一并向这些教材和专著的作者致谢。由于时间仓促和编者水平有限，书中不足之处甚至错误在所难免，恳请各位专家、学者及读者指正。

常唐喜

2004年7月

目　录

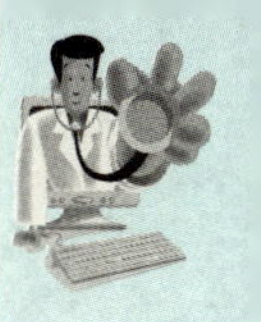

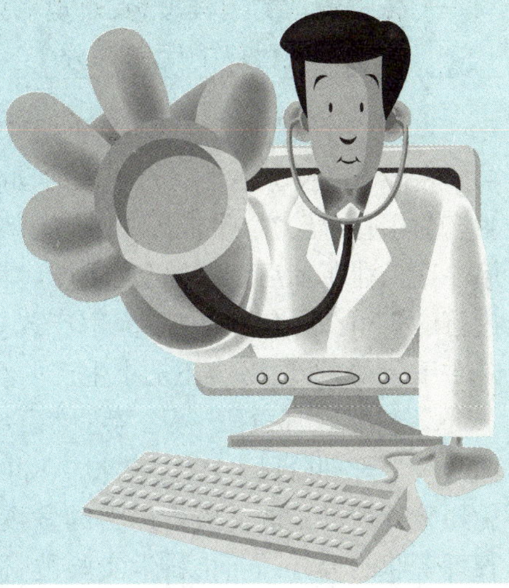

第一单元
绪　　论

学习要点

管理理论形成与发展的历史；管理、管理学、护理管理学的基本概念；管理的性质、要素、特征、本质；管理的基本原理；管理的职能和作用；护理管理的任务和特点。

管理活动是人类活动中最重要的一项活动，是一切有组织的活动中必不可少的组成部分。凡有人群的地方，就需要指挥，就有管理。护理管理学是管理学的一个重要分支，是一门不断发展的新兴学科。它综合运用了自然科学、社会科学、信息科学和管理科学等有关理论和技术方法，在提高护理工作质量乃至整个医院工作的科学管理水平上起着越来越重要的作用。

第一节　管理和管理学

管理的发展是与社会生产力的发展相适应的。随着社会的进步，管理也在不断发展，其含义、内容、方式都在变化，管理的思想、理论也在不断发展和完善。社会生产力的发展可以促进管理的发展，管理的发展又可以推动社会生产力的发展。因此，研究管理的发展历史，总结不同时期的管理经验、教训，逐步加深对管理原理的理解和管理功能的认识，探索其中的规律，对做好管理工作、提高管理绩效极为重要。

一、管理理论的形成与发展

管理理论的形成与发展一般从两个方面划分成不同的历史阶段。

（一）依据管理的指导思想、表现形式和特点，以及社会生产力水平和生产规模等的区别划分

1. 传统管理阶段。从18世纪末期英国工业革命开始，到19世纪末、20世纪初“泰罗制”出现，这一时期的管理活动阶段称为传统管理阶段。这一阶段的生产以手工生产为主，生产力水平低下，生产者就是管理者，管理上的特征是小生产的经验管理。第一次工业革命后，虽然机器生产代替了部分手工劳动，出现了在工场、手工作坊等所进行的有组织的集体活动，但生产规模不大，在整个社会占统治地位的生产方式仍然是手工劳动，管理仍然还是小生产的经验管理。

2. 科学管理阶段。从“泰罗制”开始，到第二次世界大战结束，这一管理活动阶段称为科学管理阶段。19世纪末、20世纪初，机械工业发展迅速，生产规模不断扩大，单凭经验管理已不能适应生产力的发展，需要有专职人员进行管理，于是企业所有者与管理者职能分开；同时，科学实验被引用到管理活动中，产生了泰罗的科学管理。有关行为科学的管理思想也随之出现，其代表人物有法约尔、韦伯等。

3. 现代管理阶段。从第二次世界大战结束直到现在，这一管理活动阶段称为现代管理阶段。进入20世纪中期以后，由于现代化大生产的发展，现代科学技术的进步，生产力得以迅速发展，加之国际间的竞争加剧，人们对管理更为重视，对管理实践和理论的研究更为普遍。此阶段有以下特点：

（1）不仅注重对劳动生产效率的研究，而且重视对劳动生产效果的研究，管理以取得好的效果为目标。因此，对经营方针和经营政策的研究更为重视。如果没有正确的经营方针和政策，则会导致效率越高，浪费越大，损失越重，即效果越差。

（2）不仅研究劳动生产本身，而且重视对人的研究。运用社会学、心理学等方面的知识，研究劳动生产过程中人的行为等，于是就产生了行为科学。

（3）不仅研究劳动生产过程，而且重视现代科技成果在管理中的运用，特别是先进的数学方法、计算机技术、系统论、控制论、信息论等在管理活动中广泛的应用。因此，形成了一系列新的管理方法、管理技术等。于是产生了各种管理学派，目前统称为“管理科学”学派。

（二）依据管理思想和管理理论的发展过程划分

1. 早期管理活动或实践阶段。指从有了人类集体劳动的分工、协作开始，一直到18世纪初这一历史阶段。这一阶段人类仅仅为了谋求生存而开展各种活动，自觉不自觉地进行着管理活动和管理实践。

2. 早期管理思想的萌芽阶段。指从18世纪初到19世纪末这一阶段。人们通过观察各种管理的实践活动，对管理活动在社会中所起的作用产生了一定的认识，并提出某些见解。但这一切仅停留在一个较低的水平上，对管理活动没有进行系统、全面的研究。因此，人们对它的认识和见解仅仅散见于一些史学、哲学、社会学、经济学、军事学等著作中，还没有形成一个比较完整的管理理论体系。

3. 管理理论形成阶段。指从19世纪末一直到现在这一历史阶段。这一时期随着

生产力的高度发展和科学技术的进步，人们在科学实验的基础上，不断地把具体的认识抽象地上升为理性认识，逐步形成了管理理论体系。尽管这些理论体系尚不完善，还有待进一步研究和补充，但它已成为当今指导管理活动的理论基础。

尽管管理的每一阶段都有一定的特点，但它们都是相互联系、不可分割的。从发展的全过程看，由低级到高级，由简单到复杂，由具体到抽象，这是管理科学发展的基本规律。

二、管理的概念、性质和要素

学习护理管理学，首先应了解一般管理学的基本概念。

（一）管理的定义

研究管理的学派众多，由于从不同的角度研究管理，因而对管理的解释也各不相同。如有的学派认为“管理就是效率”，也有的认为“管理就是对人的管理”、“管理就是决策”等。这些研究和解释为正确认识管理的定义提供了一定的依据。

管理可解释为“管辖”和“治理”。管辖是指权限，治理就是权限范围内的职能作用。其定义可描述为，管理是人们为了达到某一共同目标，有意识、有组织、不断进行的协调活动。这个定义包括三层意思：① 管理是一种有意识、有组织的群体活动，区别于盲目的、无计划的本能活动；② 管理是一个动态的协调过程，它贯穿于整个活动的全过程；③ 管理是围绕某一共同目标进行的活动。这三层意思实际上揭示了管理的本质和特征。

（二）管理学

随着社会生产力的不断发展，管理活动内容日益丰富，人们越来越认识到，在社会的各种组织中，管理活动都存在着一定的规律性。其基本规律包括管理的一般原理、理论、方法和技术，构成了一般管理学，适用于各行业、各种不同的组织。管理学是自然科学和社会科学相互交叉产生的一门边缘学科，是一门系统研究管理过程的普遍规律、基本原理和一般方法的科学。学习一般管理学是研究护理管理的基础。

（三）管理的性质

管理有二重性，即有自然属性和社会属性。

1. 管理的自然属性，亦即管理与生产力及社会化大生产相联系的属性。它反映了社会协作劳动过程本身的要求，是一系列科学活动的总结。

2. 管理的社会属性，亦即管理与生产关系、社会制度相联系的属性。它反映了一定形态下统治阶级的要求，受生产关系、经济基础的影响和制约。

管理的二重性体现了管理的必要性和目的性。所谓必要性，就是说管理是生产过程固有的属性，是有效组织共同劳动所必需的。所谓目的性，就是管理直接或间接地同生产资料所有制相联系，反映生产资料占有者组织劳动的目的。

管理的二重性是马克思主义关于管理问题的基本观点。马克思指出:“一切规模较大的直接社会劳动或共同劳动,都或多或少地需要指挥,以协调个人的活动,并执行生产总体的运动——不同于这一总体的独立器官的运动——所产生的各种一般职能”,“是直接生产过程具有社会结合过程的形态,而不是表现为独立生产者的独立劳动的地方,都必须产生监督劳动和指挥劳动,不过它具有二重属性。”

(四)管理要素

管理是一项社会活动,人们一般认为它有四个基本要素:

1. 管理主体,即管理者,包括管理者个体和由若干管理者个体组成的管理群体。它是管理的动力。

2. 管理客体,即管理对象。过去由于生产力水平低,限制了人们对管理对象的认识,人们认为管理对象仅包括人、财、物三个方面。随着生产力的发展,管理的范围越来越广,要求越来越高,过去在生产中表现得尚不明显或未被重视的因素,如时间和信息,在今天的管理中越来越重要了。于是人们把管理对象分为两大类:一类是人、财、物,称为管理活动中的硬件;另一类是时间和信息,称为管理活动中的软件。管理对象不断增加,说明人们对管理活动的认识在逐步加深,管理的内容已越来越丰富。

过去人们对管理对象的认识,不仅视野狭小,而且孤立、机械,没有从总体上揭示它们彼此间的关系。事实上,管理对象是一个相互联系的整体(图1-1)。

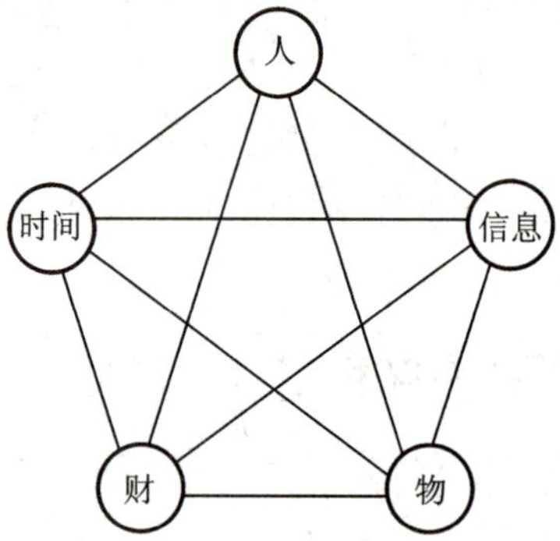

图1-1 管理对象相互关系图

3. 管理目标,即管理所要达到的目的。凡是管理活动都必定有目标,尽管各种管理活动的主客体不同、内容不同、范围不同,但有目标是它们的共同特征。

4. 管理的职能和手段。前者指计划、组织、指挥、控制等职能,后者指行政、经济、法律等手段的运用。

以上四个基本要素缺一不可。总体来看,管理活动就是管理主体为达到一定的目的,运用一定的职能和手段对管理对象发生影响和作用的动态过程。

三、管理的特征、本质和目的

(一)管理特征

管理可推动科学技术进入某一社会系统,使该系统发挥科学技术的力量,创造出更大社会效益和经济效益。因此,管理的实质是社会经济与科学技术的中间环节。由此决定了管理的四个基本特征,即中介性、科学性、社会性、艺术性。

1. 中介性。管理是科学技术与社会经济之间的桥梁,科学技术本身不产生直接成

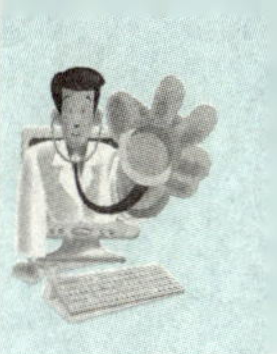

果，通过管理它才能转化为生产力，从而推动经济的发展。美国阿波罗登月计划的总负责人韦伯博士在总结此计划时说："我们没有使用一项别人没有的技术，我们的技术就是科学的组织管理。"这句话表明了管理在发挥科学技术的社会功能、提高系统的社会效益和经济效益中所起的作用。这也正是管理中介性特征的具体体现。

2. 科学性。管理的科学性有两层含义：一是管理必须符合社会系统运行的客观规律，促进社会系统的发展。二是管理的理论、方法自成体系，形成一门学科。这两者都同科学密切相关。首先，要把科学技术转化为生产力，必须运用科学知识、科学方法和科学技术工具，必须遵循社会系统发展的固有规律。因此，管理应当具有科学精神、科学态度，即具备科学性特点。其次，随着科学技术的发展，社会活动规模在日益扩大，从而带来了日益复杂的管理问题。人们运用科学思想、科学方法、科学知识、科学工具进行管理工作，这就促进了管理研究的逐步深入，使管理中的各种因素和现象得以探索和揭示，各种理论、方法应运而生。随着社会化大生产的发展，管理逐步形成了一门完整的科学。管理的科学性就是指用一套比较完整的理论体系和科学方法来分析问题和解决问题。

3. 社会性。管理的一端通向科学技术，另一端又同社会系统紧紧相连，因此具有社会属性。管理是人类的一项社会活动。人在管理过程中起着核心作用，也就是说人既是管理手段的运用者，又是管理对象的重要内容。人，不仅具有科学的理性思维，而且具有主观意识和情感，因此，管理活动必然受到人的社会、心理因素，特别是受社会成员价值观、意识、观念的影响，也必然会受到社会制度、社会结构等因素的影响。这就是管理的社会性特征的由来。对管理的社会性，应注意两点：一是国情，包括一个国家的社会制度、经济状况、民族传统、生活习惯等；二是时代的因素，管理是随着时代的发展而发展的，在不同的历史时期和生产力发展的不同阶段，有不同的管理方法。管理的社会性，就是要根据不同的时代特征和具体国情采取不同的管理方法。

4. 艺术性。管理在很大程度上是对人的管理，人又是受思想、感情、心理支配的，因此，管理就必然带上浓厚的艺术色彩。

艺术萌芽于直觉、灵感，所以它大都是以形象思维的形式来表示的。例如管理的艺术性表现在对管理的实践和实用上，就是指管理工作者在管理的实践中，有能力运用管理科学的理论和方法，恰如其分地处理好各种管理问题。管理的艺术性主要体现在待人的艺术、处事的艺术和掌握时间的艺术等几个方面。

管理的高水平表现为科学和艺术的互相补充，而不是互相排斥。科学和艺术的有机结合是有效管理的必要条件。

（二）管理的本质和目的

人类社会的生存和发展，要依靠人类的集体力量。而集体力量的发挥和发展，则有赖于人群的分工与合作。任何管理都是对某一具体系统的管理。系统论认为大系统的功能大于各小系统功能的总和。同样，社会集体劳动的能力，必然超过个人劳动生产能力的总和。也就是说人们的集体劳动是个人劳动生产能力总和基础上的放大。而放大的倍率则主要取决于管理功能的发挥。因此，管理虽然不能直接生产出知识或物质产品，但却在生产过程中，对集体劳动生产能力的放大起到了关键性的作用。许多事例表明，在其他条件相同时，管理水平不同，生产能力和效果就大不相同。

为什么管理能对社会劳动生产力起放大作用呢？系统论认为系统中的联系和发展是通过信息流通促使物质和能量流通的。在社会这个系统中，管理也是通过信息（各种指令、文件、通知、规定等）促使对能量和物质（主要是对人力、物力、材料、设备、能源）进行合理流通的。所谓合理的流通是指流通的方向、速度、效率、准确性的最佳配合。而管理正是通过信息控制人、财、物的流通，以达到社会集体劳动生产能力的放大。由此可见，管理的本质是保证管理系统的功效。管理的目的便在于设法提高被管理系统功效的放大倍率。

第二节　管理的基本原理

基本原理是对客观事物的实质及其基本运动规律的表述。管理的基本原理就是对管理工作的实质内容进行科学分析，总结出具有普遍意义的规律。认真研究和掌握管理的基本原理对做好护理管理工作具有普遍的指导意义。

一、系统原理和整分合原理

（一）系统原理

系统是指若干要素按一定结构方式互相联系形成具有特定功能的统一体。这里有三层意思：① 系统是由多部分、多单位构成的，否则不成为系统；② 各部分按一定结构方式互相联系，具有共同的目的性；③ 具有特定的功能。

任何管理对象都是一个特定的系统。管理的每一个基本要素，它既在自己的系统之内，又与其他系统发生联系。为了达到管理优化的目的，提高管理效益，必须对管理进行充分的系统分析，这就是管理的系统原理。在运用系统原理进行管理时，要抓住管理系统中的几个主要特性。

1. 整体性。整体大于部分之和，这是系统论的基本思想。对一个管理系统来说，它越复杂，其整体效益越重要。因为简单系统的局部利益与整体利益大体相一致。但在现代管理的大系统中，一般都比较复杂，因此，局部利益与整体利益并不完全一致，有时对局部有利的，不一定对全局有利，这时，局部必须服从全局，确立整体观念。

2. 目的性。每个管理系统均应有明确的目的，不同的系统应有不同的目的。如果目的不明确或者混淆了不同的目的，都必然导致管理的混乱。因此，系统结构不是盲目建立的，它必须根据系统目的和功能需要设立各子系统，建立各子系统之间的联系。

通常情况下，一个系统只有一个目的。如果一个系统有多个目的，必然造成人、财、物、时间、信息等方面的管理互相干扰，达不到优化目的。如果同一个管理系统中的人员，各人的目的均不同，或者一个人需为几个目的而工作，那就难以完成任务和做好工作。

3. 层次性。每一个系统都有一定的层次结构，并分解为一系列的分系统。系统的各层次之间均应职责分明。上一层次的主要任务有两个：① 根据系统的目标，向下一层次发出指令信息，最后考核指令执行的效果；② 解决下一层次子系统之间的不协调。这里明确了上一层次只管下一层次，下一层次也只对上一层次负责。在日常管理中，常发生上一层次干扰下一层次、甚至再下一层次的工作，时间久了，就会挫伤下级的积极性、主动性和责任心，以致发生下级把一切问题都上交，不愿负责任的情况。其结果是上级领导忙于应付具体事务，使管理混乱。

（二）整分合原理

现代高效率管理必须在整体规划下明确分工，在分工的基础上进行有效的整合，这就是整分合原理。

整分合原理的三个环节：

1. 整体把握。要从管理的整体要求出发，制订整个系统的目标，这是完成管理任务必须具备的条件。

2. 科学分解。就是对系统目标进行科学的分解，将整体任务分解成一个个基本组成单位，进行明确分工，使每项工作规范化，建立职责分明的责任制。科学分解是整分合原理的关键环节，分解正确，分工就合理，规范才科学，职责才明确。

3. 组织综合。分工以后，各个环节容易产生矛盾和相互脱节，就必须进行强有力的组织综合，使各环节同步协调，有计划地综合平衡。这样的管理过程，就是有分有合，先分后合，只有这样才能使管理达到高效。

整分合原理在护理管理中是经常应用的，比如医院护理工作计划总的目标确定后，再进行逐级分解，使各级护理组织均围绕总的目标，确定本组织的具体任务，使组织的每个成员均积极努力，为实现本组织的目标而工作，形成所谓“目标树”（图 1 - 2）。与此同时，要明确各级护理组织的权力范围和责任，才能保证任务的完成，才能提高护理管理的效能。

二、“人本”原理和动力原理

（一）“人本”原理

“人本”原理就是一切管理均应以调动人的积极性、做好人的工作为根本。

任何一个管理系统，人都是管理的核心要素。因此，要求每一个管理者都必须从思想上明确，要做好整个管理工作必须紧紧抓住做好人的工作这个重点，要重视处理好人与人的关系，尽量发挥每个人的自觉性并培养自我实现的精神。在整个管理过程中，为达到这一要求，必须实行民主管理，使管理系统中的所有人员均树立主人翁的思想，每一个人都要关心管理，都要努力实现管理目标。同时，在管理中，要注意研究人

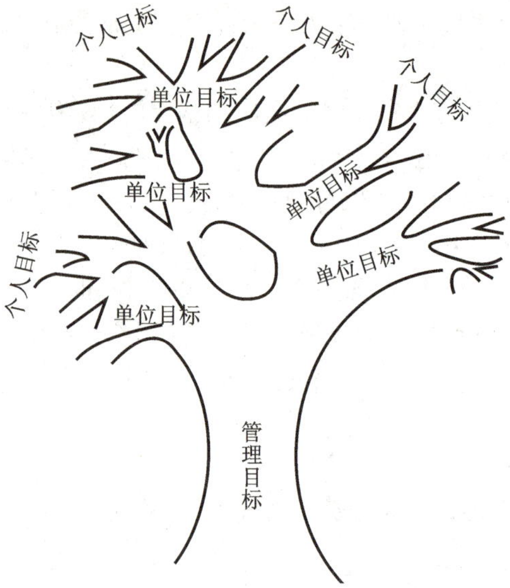

图 1－2　目标树模式图

的心理、行为特点，使管理更加科学化，并要尽量满足管理系统内部人员正当、合理的客观需要（包括精神和物质两个方面的需要）。

在现代管理中，强调运用“人本”原理，重视调动人的积极性。护理管理亦是如此，首先要实行民主管理，在制订护理工作计划时，要多方面听取意见，使所有护理工作者树立主人翁的思想，加强贯彻执行计划的责任心。在具体管理中，要多做思想工作，不但要做群体的思想工作，特别要做个体的思想工作，这样才能发挥人的主动性、积极性和创造性。同时还要尽量满足管理人员的正当要求，帮助他们解决实际困难，才能进一步调动他们的积极性。

（二）动力原理

管理必须有强大的动力，通过正确地运用动力使管理活动持续而有效地进行下去，这就是动力原理。

管理的动力有三种：

1. 物质动力。物质动力是基本动力。物质动力中更重要的是对经济效益的追求。

2. 精神动力。管理活动是人的活动，必须有精神动力支持。精神动力包括信仰（理想、信念、爱国主义等）、精神鼓励（荣誉，如先进称号等），还包括日常的思想工作。精神动力不仅可以补偿物质动力的缺陷，而且本身就有巨大的动力，在特定的条件下，它也可以成为决定性的动力。

3. 信息动力。信息的传递和交流是推动事物发展的巨大动力，比如传播先进的思想和事迹，可以形成学习先进的热潮。

要正确地运用动力，才能提高管理的效能。正确运用动力要注意三点：① 要协调综合运用三种动力：对一个管理系统来说，三种动力同时存在，要综合地运用。在不同时期、不同地点、不同的条件下，三种动力的比重会有所不同，不会绝对平均。现代管理就是要及时掌握这种差异和变化，协调运用三种动力。② 要处理好集体动力和个体动力的关系：集体都是由个体组成的，每个个体都有差异，个体动力会与集体动力不完全一致。因此，要注意处理好集体动力和个体动力的关系，在与集体动力大方向一致的前提下，充分发挥个体动力的作用。一般情况下，个体较多地考虑眼前利益，集体注重长远利益。两者要统一起来，集体就要多考虑个体的眼前利益，个体也要多关心集体的发展。③ 要适当地掌握刺激量：刺激量应当与它承担的工作任务相适应，不能过小或过大，否则会失去动力作用。

三、能级原理和弹性原理

（一）能级原理

在现代管理中，机构、人、法都是具有一定能量的，而且这种能量有大有小，是可以分级的。现代管理就是要根据不同的能级建立层次分明的组织机构，给予不同的权力和报酬，安排与职位能级要求相适应的人去担负管理任务。这就是科学管理的能级原理。

能级原理的基本内容包括三方面：

1. 管理的能级要有稳定的组织形态。任何复杂的管理系统，都必须按能级层次形成稳定的组织形态。稳定的管理系统一般是封闭的正三角形或金字塔形的结构。其他如倒三角形或菱形之类的结构都不够稳定，不利于运转。一般的管理三角可分为四个层次：最高层是经营决策层，它确定这个系统的大政方针，其根本任务是确定把这个系统经营成什么模式。第二层是管理层，它用各种管理技术来实现上层制定的方针。第三层是执行层，它贯彻执行管理指令，直接调动和组织人、财、物等管理内容。第四层是操作层，它从事操作和完成一项项具体任务。四个层次不仅使命不同，而且存在能级差别，不能混淆。在以往的管理中，存在着能级不清、结构层次不合理的情况，有倒三角形的，也有菱形的情况。

2. 不同的能级应有不同的权力、利益和荣誉。这样才能做到在其位、谋其政、行其权、尽其责、取其值、获其荣，也才能做到“因怠其职，就惩其误”。有效的管理不是拉平或消灭这种能级差别，而是应该建立一个合理的能级，并且使有才能的人，能真正处于相应能级的岗位上。

3. 工作的能级应该与人的才能相适应。各种管理岗位有不同能级，人也有各种不同的才能。现代管理要求使具备相应才能的人处于相应能级的岗位，人尽其才，各尽所能。这种管理结构才能稳定、持续而高效地运转。

怎样才能实现能级适应呢？现代管理理论认为，有效的方法是要保证人们在各个能级中不断地适当运动，通过各个能级的实践，施展、锻炼和检验人们的才能，使之各得其所。因此，必须动态地实行能级适应，才能发挥最佳的管理效能。

概括起来讲能级原理的特征是：现代管理的岗位能级必须是合理而有序的，人才的运动则是可变动的，这才是合理的管理。管理的生命在于运动，僵化使管理窒息，垄断和特权是封建主义的等级制度,是现代管理的大忌。

(二)弹性原理

管理必须保持适当的弹性,以便及时适应客观事物各种可能出现的变化,才能实现有效的动态管理,这就是弹性原理。管理必须保持适当的弹性,这是由管理科学本身的特点所决定的。

1. 管理是多因素的。管理科学所研究的问题,从来不是单因素的,也不是少量因素,而是很多因素在起作用。管理决策是合力作用的结果。人们想要掌握所有因素是不可能的,百分之百地反映客观规律的管理也是不存在的。因为管理工作永远处于普遍的联系之中,必须看到它的正面和反面,必须顾及左邻右舍,主要因素不放过,个体细节不忽视。科学的管理必须考虑一切可能的因素,综合平衡,才能取得最佳效益。如果忽视了某一因素,就有可能招致全局失败。

2. 管理应留有余地。管理科学的研究和实践,不同于一般其他科学,它不仅要抓住主要矛盾和关键问题,而且对次要矛盾和具体细节也不能忽视。因为任何一种管理工作都会有不够完善之处,一个管理人员的决策也绝不会是“绝对正确”或“一贯正确”的,因此,管理必须留有余地。另外,任何一个管理人员包括很高水平的管理者,总会有考虑不周之处,总会有某些失误,因此,管理必须留有可调节的余地。

3. 管理的不确定性。管理工作是受客观规律制约,随着客观规律的变化而变化的,因而管理带有很大的不确定性。管理是人的社会活动,是多因素的,管理者与被管理者都具有生物属性和社会属性,这就增加了管理的不确定性。这一特点告诉我们,任何一种管理办法,都必须随着时间、地点、条件、对象的变化而变化,而不能绝对化、僵硬化。否则,就会降低管理效能。

4. 管理应保持一定弹性。管理是实践的科学。由于管理因素多、变化大,一个细节的疏忽,就可能产生巨大的影响。为了避免这种不良后果的产生,虽然要求管理者尽可能做到谨慎、细致从事,但也不可能万无一失。因此,在管理一开始就应该保持可调节的弹性,这样的管理即使出现了某些差错,也可以及时调整对策,应付自如。

弹性原理在运用过程中,必须注意两大方面:① 要重视整体弹性与局部弹性。整体弹性是指整个管理系统的可塑性或适应能力,现代管理要求提高组织的整体弹性,以保证各项工作的顺利开展。局部弹性是指在保证组织目标实现的前提下,在一些具体管理环节上留有可以调节的余地。② 要严格区别积极弹性与消极弹性。现代管理的弹性应当是积极弹性,它是建立在科学预测的基础上,要求充分发挥人的智慧,计划的制订、方案的优选和实施,都针对未来新的发展目标。所谓消极弹性,是指一些人在管理工作中把留有余地当做“留一手”做法的概括。对于积极弹性应大力支持,对于消极弹性应及时纠正。

四、反馈原理和效益原理

（一）反馈原理

反馈，就是控制系统把信息输送出去，又把作用结果返送回来，并对信息的再输出产生影响，达到预定目的的过程。

动用反馈原理进行控制时，一般产生两种不同的效果：如果反馈使系统的输入对输出的影响增大，导致系统的运动加剧，叫做正反馈；如果反馈使系统的输入对输出的影响减小，使系统偏离目标的运动趋向于稳定状态，叫做负反馈。有许多地方需要正反馈，但大量需要的还是缩小和消灭与既定目标差距的负反馈。

1. 反馈的基本要求。面对着大量的、不断变化的实际情况，要做到管理高效，关键是要建立起一个灵敏、准确、有力的反馈系统，反馈系统效率的高低，正是一个单位是否具有强大生命力的标志。灵敏、准确、有力就是对反馈的基本要求。

2. 反馈不良的表现。

（1）信息来源少。由于民主制度不健全，信息传递渠道阻塞，结果就不明实情。现代管理中很重视民主管理，只有发扬民主，才能获得各种信息以供分析。如一些基层卫生机构缺少健全的登记统计制度，数据资料少，而且资料来源的可靠性、准确性也较差，很容易影响管理者的判断。

（2）信息传递损失大。管理机构层次多，层层有损失，往往造成信息在传递之中失真。

（3）没有高效的信息分析系统。许多管理部门没有专门的信息资料收集分析系统，或虽有部门但缺少参谋、智囊力量，也就不可能有人经常性地反映真实情况，并提出建设性的意见。

（4）决断无力，权力过于集中。少数中、下层领导往往只起“中转”作用，一切反馈信息都要反馈到高层才能决断。由于信息传递的失真和迟缓，解决一个问题往往要花费很长时间，有时做出的决断已是时过境迁，从而严重影响管理效能的发挥。

（二）效益原理

效益原理，就是在管理中要注意讲求实际效益，即以最小的消耗代价，获取最大的社会、经济效益。

管理工作的根本目的是要通过加强科学管理，提高工作、生产效率，创造更大的社会、经济效益，为社会做出更有价值的贡献。

1. 经济效益与社会效益的统一。管理的效益原理，既要讲经济效益，又要讲社会效益，做到经济效益和社会效益的统一。所谓经济效益，就是要以最小的消耗，创造出最大的价值，获得最大的经济利益。所谓社会效益，就是所产生的成果对社会非常重要，为社会的需要做出贡献。

2. 效益原理的核心是价值原则。管理工作讲效益，就是研究耗费带来了多大效用，这就是现代管理中的价值原则，它是效益原理的核心。

按照价值原则，管理工作要把价值大、效能高、成本低作为管理工作的目标，即通常所说的“大、高、低目标管理原则”。价值原则是要有效能的，就是说要讲究管理工作完成任务和实现目标的效率，要讲究管理活动的整体效能。

3. 运用效益原理必须注意以下问题：

（1）在管理工作中各个管理环节都要讲社会经济效益。从确立目标、进行决策、编制和执行计划，到管理体制和制度的确立、管理方法和技术的采用，都要讲究效益，都要做到科学合理、互相协调。

（2）讲究效益要有全局观点。有时从局部看，社会经济效益是好的，但从全局看，社会经济效益则不一定好。只有从全局着眼，才能获得可持续的社会经济效益。

（3）影响社会经济效益的因素很多，其中最主要的因素是人。在人的因素中，各级管理者的因素又居于极其重要的地位。因此，要获得最佳社会经济效益，就必须充分发挥各级管理组织和管理人员的作用。

上述各种管理基本原理，虽然各具特点，但它们相互之间不是孤立的，而是有密切联系的。因此，在护理管理中，应综合运用各种管理原理，才能提高管理的效能。同时，在护理管理实践中，影响因素较多，要根据管理的实际情况灵活地运用，要因地、因时制宜，不能生搬硬套。这些管理基本原理均来源于实践，是在管理实践中总结出来的，在运用这些基本原理指导护理管理实践的过程中，还要注意随时总结，使管理基本原理不断地发展和创新。

第三节　管理的职能与作用

管理的职能明确了在各项管理活动中管理的基本功能。管理的职能既是管理的要素之一，又是管理原则、管理方法的具体体现。

一、管理的基本职能

管理的职能就是管理在社会活动中的职责与功能。通常认为管理有五大职能（图 1－3）。

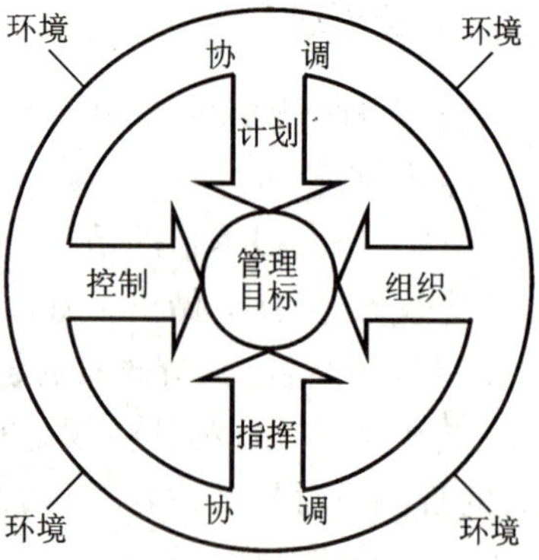

图 1－3　管理的五大职能

（一）计划职能

计划职能是管理的首要职能。这里讲的计划是广义的，它包括目标、政策、程序、规划等。

计划具有以下特点：

1. 预测性。计划是未来行动的方案，因此，在管理过程中，对某一时期的发展状况，要进行预测，确定不同阶段的目标。

2. 可行性。计划必须具体可行,可操作性强。

3. 协调性。一个管理系统的某项计划必须与整个计划相配合,必须与其他有关系统相协调。

4. 强制性。计划确定后,应具有权威性,应作为今后工作检查评价的依据,不能轻易变动或废止。

5. 可变性。计划是经预测后作出的方案,但实际情况是多变的,因此,原定的计划必须随着情况的变化而作必要的修正。

(二) 组织职能

组织是指为完成共同的使命和目标,将一个系统内的各种管理要素(人、财、物等)进行的合理安排。组织是实现管理目标和完成计划的保证。

建立管理组织要符合以下原则:

1. 目标的原则。每个组织和组织中的每个部分都必须有明确的目标。

2. 专业化的原则。每个组织中的每个成员的工作都应有一定的范围,应完成某一方面的工作。

3. 协调的原则。每个组织均要促进组织的各个部分协调一致,使组织的整体更有效能。

4. 权威的原则。在每个组织中,应该从上而下形成一条清晰的等级指挥链,使组织具有权威性。

5. 责任的原则。各级组织对自己的活动都应承担一定的责任,并享有相应的权力。

6. 规定的原则。管理组织中,每个岗位的工作内容、工作职责、权限以及同其他岗位的联系等,都必须明确,并用文字形式加以规定。

(三) 指挥职能

指挥就是发布命令或指令,对下级活动进行领导和监督。

指挥具有以下特点:

1. 明确性。针对管理中出现的问题,作出明确的指令。

2. 决断性。对管理中发生的问题,经过分析、判断作出决策。管理者要敢于承担责任,善于决断。

3. 通畅性。要保持指挥的通畅,上行下达,令行禁止。除了通过强制性的计划和权威性的组织来保证指挥的通畅之外,还需要管理者同下属保持良好的关系,善于沟通感情和交流信息等。

(四) 控制职能

控制是对计划执行情况进行监督检查,发现问题,及时采取纠正偏差的措施,以保证原定目标顺利实现的过程。要达到有效控制,必须具备以下基本条件:

1. 有明确的目标。管理者要确定管理系统所期望的目标,以此作为检查、衡量、评价管理系统实际工作情况的标准。如数量、定额、指标、规章制度等。

2. 通过报表、简报、考核评语、口头汇报等,及时获得发生偏差的信息。

3. 有纠正偏差的有效措施。

以上三个条件中,如果缺少某一个条件,管理活动就会失去控制。

(五)协调职能

协调是管理过程中带有综合性和整体性的职能。其功能是协调各项活动不发生矛盾、重叠和冲突,建立相互配合的关系,保持整体平衡,以达到管理整体优化的效能。协调与指挥不同,协调可以不通过指令,而通过调整人际关系等来实现平衡。

虽然,管理过程的五大职能各有其独立的功能和作用,但它们之间不是割裂的,而是相互密切联系的,都是围绕实现共同的管理目标而构成的有机整体,在管理工作中起着各自的特殊作用,体现了管理职能的整体性、共同性、联系性、渗透性。

二、管理的作用

(一)管理是管理科学发展的重要因素

经济社会的发展和科技的进步与管理科学的建设和发展是密不可分的。管理科学是综合运用社会科学、自然科学和技术科学的原理和方法,研究社会生产管理规律的一门综合性应用科学,它与科学和技术三足鼎立,是促进现代社会文明发展的三大支柱之一。在我国,管理科学是在马克思主义基本原理的基础上,在社会主义建设的实践中,在现代科学技术不断发展、引进国外管理理论、总结国内管理经验的情况下逐步形成和发展起来的。认真学习、研究和运用这门科学,对提高我国各项工作的管理水平,促进社会主义现代化建设事业的发展,有着极其重要的作用。

(二)管理是加速实现现代化建设的重要手段

我国的现代化建设是在人口多、底子薄的基础上进行的。如何加速现代化建设,除了要有一条正确的路线和与之相配套的方针、政策外,很重要的一条就是要加强科学管理。我国的生产潜力很大,但管理落后,在现有的条件下,采用科学管理的方法,就能大幅度地提高劳动生产效率。

改革开放以来,我国一直在加强管理科学的研究和管理体制的改革。实践证明,通过改革,各项工作都出现了新的局面。通过加强科学管理,加快了现代化建设的进程。可以预见,随着管理科学知识的普及提高和现代化管理手段的广泛应用,将会更有力地推进社会主义现代化建设的进程。

(三)管理本身是一种重要的资源

经济社会的发展,虽然需要丰富的经济资源和先进的科学技术,但更重要的还在于组织的能力,即管理的能力。因为管理可以出效率、出效益。因此,管理本身就被视为一种重要的资源。加速管理学科的建设,提高科学管理的水平,是推动经济社会发展的必由之路。我国的现代化建设需要管理，卫生事业各项工作中的管理同样重要。卫生工作是关系人民健康、保护劳动力的重要工作。卫生工作上不去，就要拖现代化建设的后腿，就不能保证广大人民群众精力充沛地进行现代化建设。而要把卫生工作搞好，就必须加强卫生事业的管理工作。只有这样，才能充分利用现有的卫生资源，为人民提供较高质量的卫生服务。

第四节 护理管理概述

护理管理是管理科学在护理事业中的具体应用，其任务是研究护理工作的特点，找出其规律性，对护理工作的诸要素（人员、技术、信息等）进行科学的管理，以提高护理工作的效率和效果。因此，良好的护理管理不仅可以使护理系统实现最有效的运转，而且可以不断提高护理工作质量。

一、护理管理的概念

护理管理属于专业领域管理。世界卫生组织（WHO）把护理管理定义为：护理管理是为了提高人们的健康水平，系统地利用护士的潜在能力和有关的其他人员或设备、环境，以及社会活动的过程。美国护理管理专家 Gillies 指出，护理管理是使护理人员为病人提供照顾、关怀和舒适的工作过程。她认为护理管理的任务是通过计划、组织以及对人力、物力、财力资源进行指导和控制，达到为病人提供有效而经济的护理服务的目的。从系统论的角度讲，医院的护理工作也是一个完整的管理系统（图 1－4）。

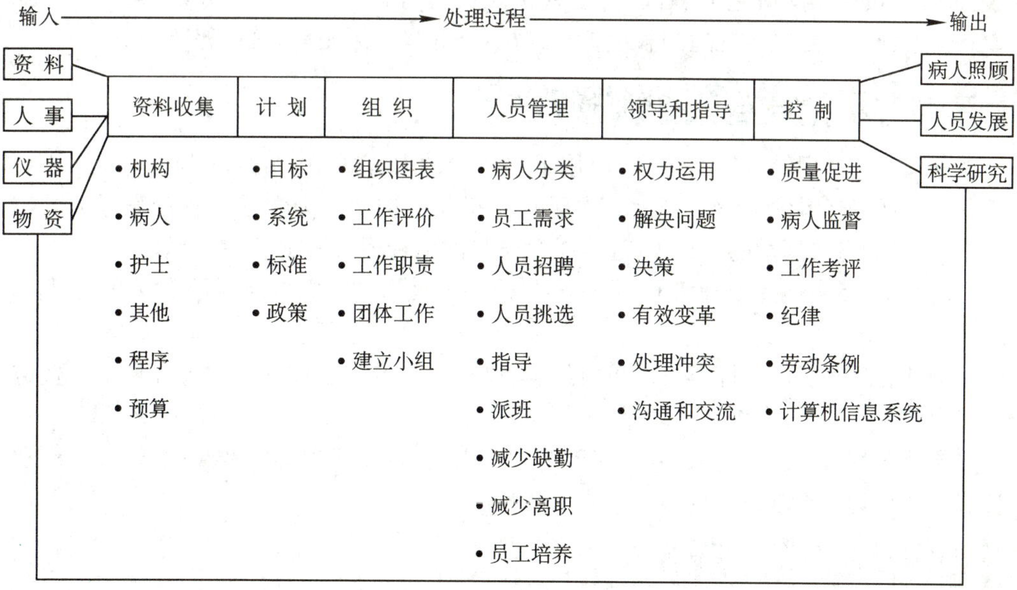

图 1－4 护理管理系统

二、护理管理的特点

（一）护理管理要适应护理学科的特点

1. 要适应护理学作为独立学科的要求。现代护理学综合应用了自然科学、人文社会科学方面的知识，帮助、指导人们保持或重新获得体内外环境的相对平衡，以达到身心健康、精力充沛。护理工作除了有与医生协作进行诊断、治疗的任务以外，还要独立地进行护理诊断，有别于医疗实践。由于医学模式的转变，护理工作发展得更具有独立性。这就要求护理管理要适应护理工作独立性的特点。

2. 要适应职业对护士素质修养的特殊要求。由于护理工作的主要对象是病人，对护士素质修养提出了特殊的要求：① 要爱岗敬业，树立人道主义精神；② 要有高度的责任感和认真细致的工作作风；③ 业务技术上要精益求精，严格遵守操作规程，有严谨的科学态度；④ 仪表整洁、举止大方，使病人感到亲切、可信赖、安全，并能充分配合。

3. 要适应护理工作科学性和服务性的要求。现代护理理论的发展，新技术、新知识的引入，加强了护理的科学性。由于护理是为人类健康服务的工作，尤其是临床护理是以病人为中心，具有较强的科学性、服务性、技术性，要求护理管理要适应这些特点。

4. 要适应护理人员人际沟通广泛性的要求。护理工作人员在医院内与各部门广泛交往与协作，与医生、后勤人员、病人及家属和社区人员的人际关系沟通技巧甚为重要。

5. 要适应护理工作连续性和护理人员性别特点的要求。护理工作连续性强，夜班多，护理人员中妇女占绝大多数，与病人接触密切，精神紧张，工作劳累，生活很不规律。护理管理者必须重视适当解决护理人员各种困难，保证其安心工作。

（二）护理管理综合性和实践性的特点

管理学是一门综合性的科学，应用了多学科的研究成果，如经济学、社会学、心理学、行为科学、运筹学、系统工程学、电子计算机等。护理管理学是以管理学作为基础的，它除了具有管理学的特点外，还受护理学科的多种因素影响（图 1－5）。

由图 1－5 可见，护理管理要综合考虑多方面因素，并综合利用有关的知识和理论。

护理管理的实践性即具有的可行性，其可行性标准是通过社会效益和经济效益进行确定的。

国外护理管理的理论较多，在研究和学习中，应结合我国的实践经验，逐步创新适应我国的护理管理理论。

（三）护理管理广泛性的特点

护理管理涉及的范围广泛，包括组织管理、人员管理、业务流程管理、质量管理、病

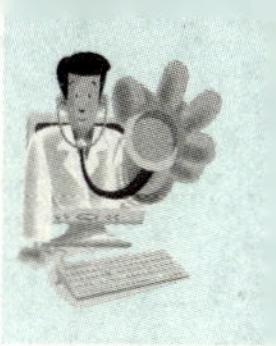

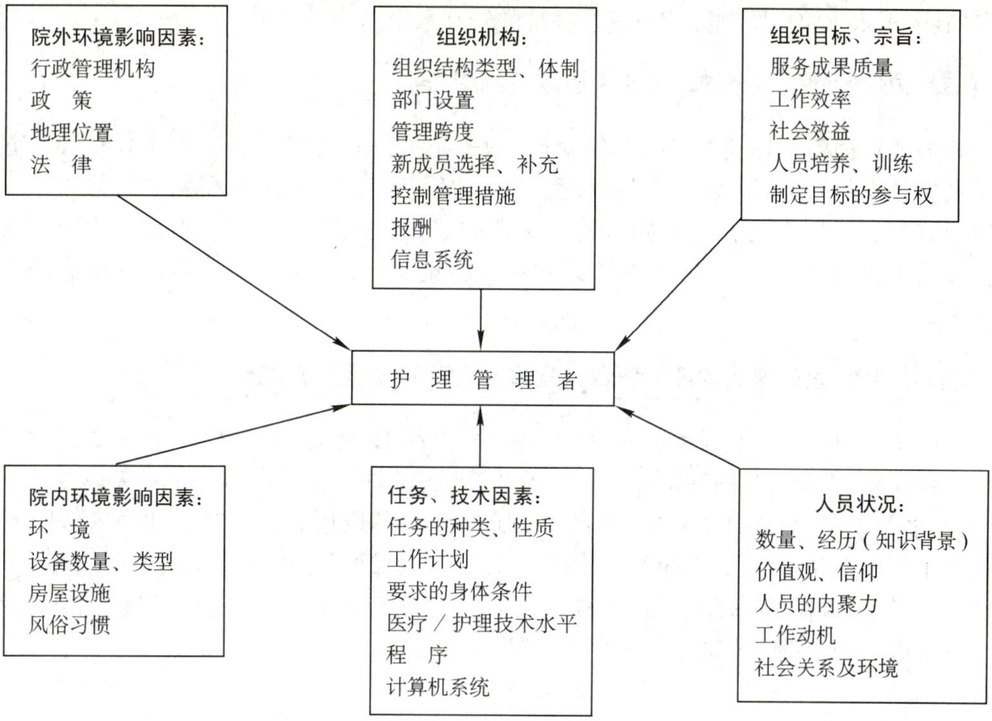

图 1－5　护理管理的影响因素

房管理、门诊管理、物资管理、科研管理、教学管理、信息管理等。由于管理内容广泛,要求管理人员应具有相关的管理理论和较广泛的知识。

在医院内,护理管理人员可分为几个层次。护理副院长、护理部正、副主任的职责主要是制定全院性的护理工作计划和有关标准,组织和指导全院性护理工作,控制护理服务质量等;科护士长的职责主要是组织贯彻执行上层管理部门提出的政策、任务,指导和管理本部门护理管理人员做好所管辖的护理工作;基层护士长主要是管理和指导护士及做好病人的工作;护士有参与管理病人、管理病房、管理物品等职责,经过实践训练均要具备一定的管理经验和能力。

三、学习护理管理的意义

(一)护理管理在医院工作中具有重要作用

护理管理是医院管理的重要组成部分,它可以使护理系统得到最优运转,提高护理工作质量,保证医疗任务的完成;可以使门诊和病房井然有序、整洁安静;各种设备、物资保持在随时备用和性能良好的状态;可以为病人创造良好的休养治疗环境;保证病人身心在最佳状态下接受准确、及时而连续的治疗和护理;促进各科室之间、医护之间协调工作;加强医院感染的管理,实施环境卫生、营养卫生、心理卫生等管理工作,并促使护理人员在教学、科研及预防保健中发挥作用。护理管理是医院工作的重要环节，其管理水平将影响到医疗质量及医院的管理水平。

（二）护理管理是每个护理工作者应履行的职责

护理管理与护理技术二者相辅相成，缺一不可。管理渗透在护理工作的整个过程和所涉及的各方面，如对门诊、住院病人的管理、治疗及休养环境的管理等。所以，从广义上讲，各级护理人员均具有管理的职责，在实际工作中，不仅要掌握护理操作技术，同时要掌握护理管理知识和相关技能，才能真正成为一名称职的护理工作者。

（三）加强护理管理是护理学科自身发展和管理科学化的必然要求

随着医学科学的发展和护理模式的转变，护理工作的范围不断扩大，新的护理理论不断发展，护理人员的知识结构正在发生变化，护理工作的科学技术性要求越来越高，如ICU、CCU等监护技术及计算机在护理工作中的应用等，这些都对护理管理工作提出了更高更新的要求，单纯靠经验式的管理方法已远远不能适应现代护理发展的要求，科学管理势在必行。护理管理科学化不仅有利于护理学科本身的发展，而且有利于促进医院的建设和推动医学科学的发展。

单元小结

管理是人们为了达到某一共同目标，有意识、有组织、不断进行的协调活动。管理学是自然科学和社会科学相互交叉产生的一门边缘学科，是一门系统研究管理过程的普遍规律、基本原理和一般方法的科学。管理具有自然和社会二重属性。管理的要素包括：管理主体（即管理者），管理客体（即人、财、物、时间、信息等管理对象），管理目标，管理的职能和手段四大基本要素。管理的本质是在生产过程中，对集体劳动生产能力起到了放大的关键作用。管理的目的在于设法提高被管理系统功效的放大倍率。管理具有中介性、科学性、社会性、艺术性四大基本特征。管理的基本原理有：系统原理和整分合原理、"人本"原理和动力原理、能级原理和弹性原理、反馈原理和效益原理等。管理具有计划、组织、指挥、控制、协调五大职能。

护理管理是科学系统地利用护士的潜在能力和设备、环境等条件，与其他有关人员密切合作开展有效而经济的护理服务过程。它具有护理学科独立性、综合性、实践性、广泛性等特点。

关键术语

管理　管理学　管理的二重性　管理要素　管理职能　管理特征　管理的基本原理　护理管理　医院护理管理系统

复习思考题

1. 管理理论形成与发展的不同历史阶段是如何划分的？不同的历史阶段各有何特点？

2. 何谓管理？其性质、要素、本质、特征是什么？

3. 常用的管理基本原理有哪些？请联系护理工作实际，举例说明管理基本原理的正确运用。

4. 管理有哪些职能和重要作用？

5. 护理管理的主要任务和特点有哪些？学习护理管理有何重要意义？

阅读材料

以下是某市一所三级综合医院的背景材料：

1. 管理现状

（1）医院规模：开设病床1 200张，分为32个护理单元；每天门（急）诊4 000人（次），住院1 150人（次），病床使用率>93%。

（2）护理人员：总数810人，其中主任护师9人，副主任护师100人，主管护师282人，护士360人，未定级护士59人。

（3）护理管理体制：实行护理部与科主任领导相结合的管理体制。

（4）奖金分配：实行科（室）目标考核，按月平均发放奖金（科室之间和个人之间平时没有差距），年终总结算。

2. 分析思考的问题

（1）该院的这种护理管理体制有什么优缺点？

（2）平时奖金按月平均发放对各科室、个人的积极性有何影响？

（3）运用所学知识，提出改进的意见和建议。

第二单元
卫生服务体系

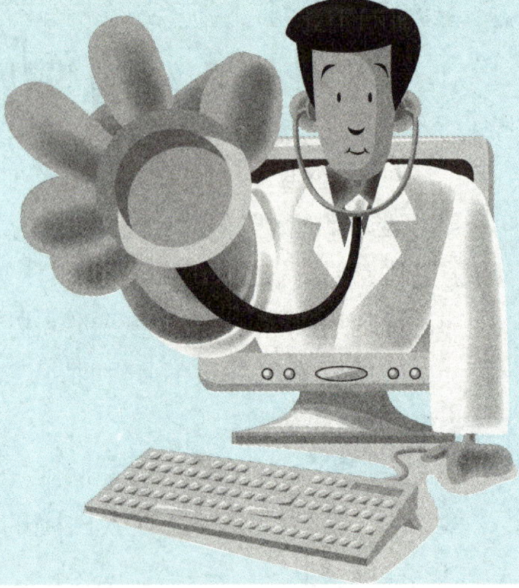

学习要点

我国卫生服务体系、卫生组织系统、医院组织、护理组织的构成;医院工作的特点和基本功能;社区护理的主要任务和工作重点;社区护士的职责;社区护理管理工作的要求。

卫生服务体系是卫生工作的载体。我国现行的卫生服务体系是在计划经济体制下建设和形成的,长期以来,为维护和促进广大人民群众的身体健康发挥了重要作用。随着经济、社会的发展和改革的深化,现有卫生体系已经难以适应经济、社会的发展和人民群众卫生服务需求的变化,需要构建以直接面向人群、开展城乡初级卫生保健和综合防治工作的社区卫生服务组织为基础,以医疗、预防、保健、康复、教育、科研等高层次专业机构为技术指导,布局合理、功能明确、层次协调的卫生服务新体系。

第一节　我国的卫生服务体系

一、卫生服务体系的组成

我国的卫生服务体系包括农村卫生服务体系和城市卫生服务体系。

卫生服务体系主要由承担医疗服务、预防服务、保健服务、康复服务以及医学教育、医学科研、卫生监督任务的各级各类卫生机构组成。

(一) 农村卫生服务体系

农村卫生服务体系以三级卫生服务网络为基本框架,由县、乡(镇)、村三级医疗卫

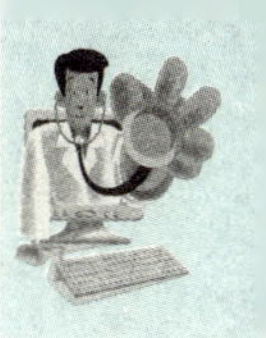

生机构组成。县级卫生机构是农村三级卫生服务体系的最高层次，在卫生服务体系中起“龙头”作用，主要负责对基层卫生机构的技术指导和人才培养；乡（镇）卫生院在卫生服务体系中起“枢纽”作用，在预防保健、计划生育技术指导和基层医疗卫生行政管理方面发挥作用；村级卫生组织是农村卫生服务体系的基础，要做到有医有药，能防能治。

农村卫生工作是我国卫生工作的重点，关系到保护农村生产力、振兴农村经济、维护农村社会发展和稳定的大局，对提高全民族素质具有重大意义。为了在全国农村基本建立起适应社会主义市场经济体制要求和农村经济发展水平的农村卫生服务体系，必须打破部门和所有制的界限，统筹规划、合理配置、综合利用农村现有卫生资源，建立起公有制为主导、多种所有制形式共同发展的农村卫生服务网络。同时，要充分发挥农村卫生服务网络的整体功能，才能不断满足广大农村居民日益增长的医疗卫生需求。

（二）城市卫生服务体系

城市卫生服务体系以城市三级医疗卫生服务网络为基本框架，由市、区、街道（社区）三级医疗卫生服务机构组成，随着我国城市化建设速度的加快和市民医疗卫生需求的变化，应做必要调整和重组。应按照区域卫生规划的要求，合理配置卫生资源，确定卫生服务机构的规模、布局和功能。对机构、床位、人员、经费等资源实行宏观调控，解决卫生服务体系中存在的自成体系、条块交叉、机构重复、资源配置和服务能力与需求服务脱节的状况。中共中央、国务院《关于深化医药卫生体制改革的意见》中指出：大力发展农村医疗卫生服务体系，进一步健全以县级医院为龙头、乡镇卫生院和村卫生室为基础的农村医疗卫生服务网络。加快建设以社区卫生服务中心为主体的城市社区卫生服务网络，完善以社区卫生服务为基础的新型城市医疗卫生服务体系。目前，城市中区和街道卫生机构相继改建成社区卫生服务机构，以充分利用现有卫生资源，尽快建立我国城市社区卫生服务网络。

二、卫生组织系统的结构与功能

我国的卫生组织系统是为了提高全国人民健康水平和发展社会生产力服务的。它是由各级卫生行政部门和医药卫生科学技术部门及其他相关的服务部门组成，实行多层次、多形式、以块为主、条块结合的管理体制（图 2－1），按性质和职能可分为卫生行政组织、卫生事业组织和群众卫生组织。

（一）卫生行政组织

卫生行政组织是贯彻执行国家卫生工作方针、政策，编制卫生工作计划，制定卫生法规，领导国家和地方卫生工作，行使管理职能的国家公务机关。

卫生行政机构的设置与国家政权机构相一致，随行政区域设立，中央、省（自治区、直辖市）、市、县（市、区）各级人民政府均设有卫生行政机构，它在各级地方政府及上级卫生行政机构的双重领导下负责所管辖区域内的卫生行政工作。

中华人民共和国卫生部是我国最高卫生行政机构。卫生部在党中央、国务院领导

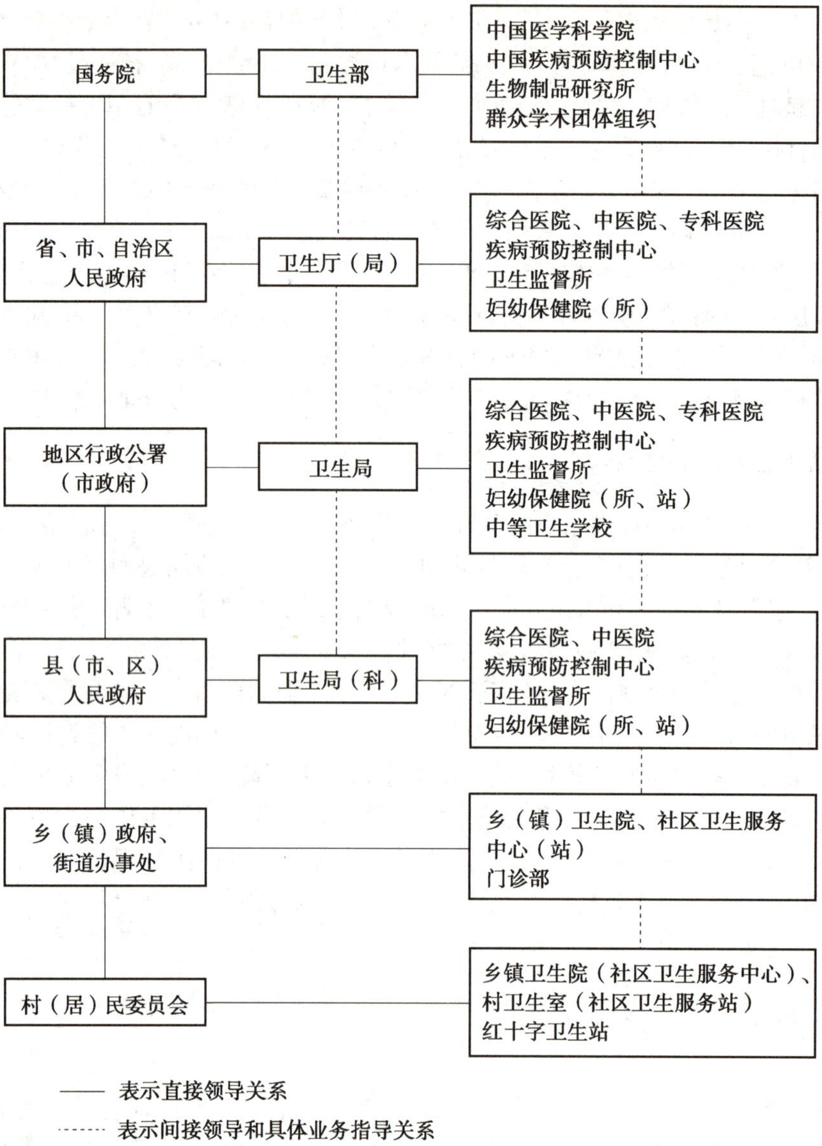

图 2－1　我国卫生组织系统结构模式图

下，制定卫生工作方针、政策，领导医疗、预防、妇幼保健、科学研究、医学教育、计划财务和基本建设等工作。

（二）卫生事业组织

卫生事业组织是开展卫生业务工作的各级各类专业机构。按工作性质分为：医疗机构、疾病预防控制机构、卫生监督机构、妇幼保健机构、生物制品和卫生器材的生产供应机构、医学教育机构及医学研究机构等。

1. 医疗机构。以治疗疾病为主要任务的卫生事业机构，包括各级综合医院、专科医院、社区卫生服务中心（站）、疗养院、康复医院、护理院等。医疗机构不仅种类复杂、数量众多，而且任务繁重。

2. 疾病预防控制和卫生监督机构。以预防疾病为主要任务，并对危害人群健康的环境状况进行监测和指导的卫生事业机构，包括各级疾病预防控制中心，卫生监督所，寄生虫病、地方病、职业病防治机构等。

3. 妇幼保健机构。承担妇女、儿童的医疗保健任务，包括妇产医院、儿童医院、妇幼保健院（所、站）等。计划生育专业机构，如计划生育门诊部、计划生育技术指导站、咨询站等也属于妇幼保健机构。

4. 医学教育机构。承担高、中等学历教育和在职人员继续医学教育任务，包括高等医学院校、中等卫生学校。

5. 医学研究机构。除卫生部门领导的中国医学科学院、中医研究院、中国预防科学院等，各省、市、自治区也成立了医学科学院的分院及各种研究所，不少医学院校及医疗卫生机构也附设了医药卫生研究所（室）。

（三）群众卫生组织

群众卫生组织是由专业人员或非专业人员在卫生行政部门的领导下，按不同的任务所设置的机构。根据人员组成的不同可分为两类：

1. 学术团体。由卫生专业人员组成，如中华医学会、中华预防医学会、中国中医学会、中华药学会、中华护理学会等。这类学术团体以组织会员学习、开展学术活动、交流工作经验为主要任务。中华医学会和各级分会还承担着医疗事故鉴定的重要任务。

2. 基层群众卫生组织。由广大群众卫生积极分子组成，以发动群众开展卫生工作，宣传卫生知识，组织群众性自救互救活动为主要活动内容。在中国，红十字卫生站是基层群众卫生组织的主要力量。

第二节　医院组织

各级各类医院是我国卫生服务体系的主体，长期以来，在防病治病、维护和促进人民健康方面做出了重要的贡献。

一、医院的概念

医院是对群众或特定人群进行防病治病的主要场所，配有一定数量的病床设施、医疗设施、医疗设备和相应的医务人员，是通过医务人员的集体协作，以对住院或门诊病人实施科学、正确的诊疗、护理为目的的医疗事业机构。

二、医院工作的特点

医院工作的特点反映了医院工作的规律性。其主要特点是：以服务对象为中心，组织医务人员运用医学知识与技能，诊治、预防疾病，为病人提供护理，为人民的健康服务。现代医院不仅要为病人服务，还应具有对人群和个人提供保持健康、促进康复等长期服务的多种职能特点。

（一）医院工作必须以病人为中心

医院的服务对象是病人，医院工作中每一项工作都涉及人体的健康甚至生命。医院的所有部门都要围绕病人进行工作，提高医疗、护理质量，保证病人的安全，维护病人健康和享受医疗的合法权利。为使病人在诊疗过程中获得全面的良好服务，除提高医疗技术水平外，还应满足病人的基本需要，如为病人创造舒适、和谐的环境，进行身心安全的护理，提供营养合理的膳食等。要做好这些工作需要医院领导重视，医疗、护理、医技、后勤等各部门相互协调配合。

（二）医院工作科学性、技术性强

医院是以医学科学技术为服务手段的，所以要求医务人员必须要有全面扎实的医学理论知识、熟练的技术操作能力和丰富的临床经验，还要有不断进取的钻研精神。病人是一个非常复杂的群体，医务人员必须按照生物—心理—社会的医学模式为病人服务。同时，要加强对医务人员质量意识、安全意识的教育，并进行经常性的监督检查，不断提高医疗服务质量，确保医疗安全。

（三）医院工作时间性、连续性强

医院在诊治病人特别是抢救工作中必须分秒必争，真正体现“时间就是生命”。医院工作的连续性主要是指对病人进行严密的、连续的病情观察。对一个病人的医疗、护理及支持活动在其住院期间是连续不断的。所以，医院工作是长年日夜不间断的，医院的工作人员不仅要服从工作安排，还要有随时投入抢救工作的准备。

（四）医院工作随机性大、规范性强

病人的病情千变万化，各科的病种复杂繁多，医护人员必须要严密观察病人的病情，及时处理，具有随机应急能力。遇有紧急情况及灾难性突发事件时，抢救任务很重要，医院可随时调配人员，组织抢救力量。医院为了适应随机性的工作，必须要有严格的规章制度、明确的岗位责任，在工作程序、技术操作上严格规范，一丝不苟。

（五）医院工作社会性、群众性强

医院是社会系统中复杂的开放系统之一，必须满足社会人群对医疗的要求。医院工作服务范围广，它的工作联系着千家万户，每个人的生、老、病、死都离不开医院，医务人员必须具有救死扶伤的人道主义精神。在满足社会对医疗要求的同时，医院工作也离不开社会的支持，受社会条件的制约。医院需调动一切积极因素提高医疗服务质量，坚持群众性和社会性，搞好医院的管理工作。

（六）医院工作是脑力和体力相结合的复合型劳动

医院工作是复杂的创造型劳动。在医疗护理工作中，对每一个病人的诊治都需要用脑力和体力相结合的劳动来完成，它是一项复合型劳动。

三、医院的种类和基本功能

（一）医院的种类

医院根据形式不同和性质不同，可分为不同的种类（表 2－1）。

表 2－1　医院的种类

划分条件	种　类
特定任务	军队医院、企业医院、医学院校附属医院
收治范围	综合医院、专科医院、康复医院、职业医院
地区	城市医院（市、区、街道、社区医院）、农村医院（县、乡、镇医院）
所有制	全民所有制医院、集体所有制医院、个体所有制医院、中外合资医院、外资医院

综合医院是医院系统的主体。为满足诊疗各种疾病的要求，综合医院应设有一定数量的病床，有内科、外科、妇产科、儿科、眼科、耳鼻喉科等各种专科及药剂、检验、影像等医技部门和相应人员、设备。综合医院有利于发挥现代医疗的多学科协作会诊和治疗的功能。

（二）医院的基本功能

医院的功能即是医院的任务。卫生部发布的《全国医院工作条例》指出：医院的任务是“以医疗为中心，在提高医疗质量的基础上，保证教学和科研任务的完成，并不断提高教学质量和科研水平。同时做好扩大预防、指导基层和计划生育的技术工作”。随着人们健康观念的转变和医学模式的转变，以及社会人口结构的变化，医院单纯诊治病人的功能已不能满足社会发展的需求，医院必须向预防保健、促进康复和维护健康的方向发展。医院的基本功能有：

1. 医疗功能。医疗是医院的主要功能。在医院，医疗工作主要体现在诊治和护理两大业务主体，并与医疗辅助部门密切配合形成为病人服务的医疗整体。一般医院分为急救医疗、门诊医疗、住院医疗、康复医疗和社会医疗等，以门诊、急诊为医疗第一线，住院部为诊疗中心。医院的医疗活动将会影响和决定医院的未来和发展。

2. 教学功能。医院是培养卫生专业人才的实践基地。每个医务人员都必须经过学校系统的理论学习，再经过临床实习后才能成为合格医生、护士等卫生技术人员。医院在职人员为了适应医学的发展和自身的提高，也必须到更高级的医院再学习。医院的教学能力也是衡量业务水平的标准之一。

3. 科学研究。科研是医院的基本任务之一，是医院提高业务水平的需要，也是医院发展的需要。临床医疗实践中蕴藏着无数的科研课题，通过科学研究解决医疗中的难题，可以推动医疗及医学教育的发展。

4. 疾病预防和社会服务。现代医院不仅要诊治病人，还要进行预防保健工作，成为人民群众健康保健服务的中心。各级医院除承担着诊治疾病的主要任务外，还开展预防保健工作，开展社区医疗和家庭服务，向广大居民进行健康教育和卫生知识的宣传，开展计划生育工作的宣传和技术指导，进行健康咨询、门诊体格检查、疾病普查、妇幼保健指导等。总之，医院应为提高社会人群的生活质量和延长人的寿命做出贡献。

第三节　护理组织

我国卫生行政部门的护理管理系统处于逐步完善阶段，在护理管理系统中已形成了管理组织机构。管理组织机构负责制定护理工作计划，研究护理工作发展方向。各级卫生行政部门均设有护理管理机构。

一、卫生部护理管理机构

卫生部医政司设护理处，是卫生部内主管护理工作的职能机构。它的职责和任务是：负责制定全国城乡医疗机构有关护理工作的政策、法规、规划、管理条例、人员编制、工作制度、职责和技术质量标准等，配合教育、人事等部门对护理教育、人事等进行管理，并通过卫生部护理中心，进行护理质量控制和技术指导、专业骨干培训和国际合作交流。

二、卫生部护理中心

卫生部护理中心是卫生部护理工作的管理机构。其主要职责和任务是：协助制定护理工作的政策、法规、规划、管理条例、人员编制、工作制度、职责和技术质量标准等，进行护理质量控制和技术指导，培训业务骨干和护理师资，组织国内、国际护理技术经验交流。

三、省以下各级卫生行政部门的护理管理机构

各省、自治区、直辖市卫生厅（局）均有一名厅（局）长分管护理工作。一般每个省、地（市）卫生厅（局）都在医政处（科）配备一名主管护师以上职称的专职护理管理人员，部分县（市、区）卫生局也配有专职护理干部。其主要职责和任务是：根据所辖范围的实际情况，制定护理工作的具体方针、政策、法规和护理技术标准；制定工作计划

和发展规划；组织护理专业技术管理委员会，开展护理技术指导和质量控制；定期检查各项护理规定执行情况和质量达标情况；与护理学会相互配合组织工作经验及学术交流等。

四、护理学术组织

我国的护理学术组织是中华护理学会。中华护理学会是由我国卫生系统中的护理科技工作者组成的专业学术性群众团体，是中国科学技术协会所属的一个专门学会。它受卫生部和中国科学技术协会双重领导。全国护理学会会员有近 40 万人。

（一）中华护理学会的历史

中华护理学会成立于 1909 年 8 月，原名“中国护士会”，1936 年改称“中华护士会”，1964 年改名为“中华护理学会”。中国护士会于 1922 年加入国际护士会，成为第 11 个会员国。

（二）中华护理学会的组织机构

新中国成立后，在党和政府的关怀支持下，学会组织有了长足的发展。全国会员代表大会是最高领导机构，在其闭会期间，理事会是执行机构。理事会设正副理事长、秘书长、常务理事若干名，负责行使理事会职责。理事会下设办公室、学术会务部、杂志编辑部、继续教育部、科技开发部等职能部门，并根据学科发展需要，先后成立组织、学术、教育、科普、编辑、外事、基金筹备等工作委员会，以及内科护理、外科护理、妇产科护理、儿科护理、精神护理等专业委员会。

（三）中华护理学会的主要任务

中华护理学会的主要任务是：团结广大护理工作者，积极加强学会组织建设；组织国内外护理学术交流和协助开展在职护士培训；组织重点学术课题的研讨和科学研究，推动护理学科的发展；编辑出版《中华护理杂志》等护理学术性刊物；向广大群众普及推广护理知识和技术；开展对会员的继续教育，努力提高会员的学术水平；对国家重要的护理政策和有关问题提供咨询，积极提出合理化建议，当好卫生行政部门的参谋和助手。

第四节　社区护理管理

随着人民物质文化水平的提高和自我健康意识的增强，人们对健康的需求在不断增加。实现新世纪我国“人人享有基本医疗卫生服务”的总目标，健全基层医疗卫生服务体系，促进基本公共卫生服务均等化，是深化医药卫生体制改革的新要求。护理工作积极参与公共卫生保健服务，并逐步发展极富特色的社区护理体系，不仅是社会发展的要求，也是今后卫生部门的一项长期的任务。社区护理是社区卫生服务的重要内容，加强科学管理，对促进社区护理工作的开展和提高社区护理工作质量都具有十分重要的意义。

一、社区护理的概念及特点

（一）社区护理的概念

社区护理是护理工作的重要组成部分，是顺应时代的要求逐步发展起来的，起源于公共卫生护理。社区护理的发展在发达国家开始于20世纪70年代，而我国则于20世纪90年代中后期才开始发展。所谓社区，是以地域为基础的实体，是一个社会单元，由一群人共同生活在一起而组成的。社区护理是在护理学、公共卫生学、医学等理论的指导下，以社区为范围，对社会人群提供维护和促进健康的护理活动，或满足社区人群基本卫生保健和社区公共卫生需求的护理措施。

（二）社区护理的特点

社区护理与传统的医院护理相比有以下特点：

1. 工作的地点不同。社区护理是走出医院，进入居民生活区，可以在社区的公共场所进行集体讲座，宣传有关的卫生法规、卫生常识等，也可以到居民家庭为居民全家或个人护理。

2. 工作性质不同。社区护理以维护和促进人群的健康为目的。它的主要任务是提高社区居民的身体、心理和适应社会的整体水平。医院的临床护理是以恢复人的健康为主，主要工作仅是在住院阶段治疗护理病人；而社区护理则强调维护和促进健康，为社区居民提供持续性的健康服务。

3. 工作任务不同。社区护士的工作任务是从一个护士护理一个病人，扩展到照顾社区群体的健康，甚至关注到全社会的健康问题。社区护理工作更多的是收集资料和分析社区人群的健康状况，针对存在的主要健康问题，采取相应的对策予以解决。

4. 工作独立性、自主性强。社区护士往往是一个人独立进行工作，不同于医院临床护士经常根据医嘱进行合作性工作，因此，社区护士应具备一定的分析问题和解决问题的能力，培养自己工作的主动性和独立性。

5. 工作合作面广。医院的临床护士接触的是门诊和住院病人，工作上与医院医务人员及行政管理人员联系，而社区护士除与相关医务人员密切合作外，为了做好社区卫生保健和健康教育的宣传工作，还要与有关行政、福利、教育、学校、厂矿企业等很多部门联系，以取得合作与支持。

二、社区护理的组织形式

我国的社区护理起步较晚，组织机构还不够健全。目前，多以街道（社区）、住宅区以及农村村级的卫生所(室)为主要机构,是由相关医院和居委会、村委会共同组织的(表2-2)。虽然,我国目前的社区护理现状还满足不了社会的发展和人民群众的需要,但随着护理学、护理教育的发展及社区护理专业人才的不断增加,我国社区护理事业将会得到迅速发展。

表2-2　目前我国社区护理组织

组织单位	开展社区护理的机构	服务范围
街道(社区)	社区卫生服务中心(站)	小区居民的健康保健、疾病治疗、康复护理
医院	分院、门诊部、社区护理站	疾病治疗、康复护理、预防保健
农村	乡镇卫生院(社区卫生服务中心)、村卫生室(社区卫生服务站)	村民的疾病治疗、预防保健、康复护理
个体	诊所(社区卫生服务站)	疾病治疗、康复护理、健康保健

三、社区护理的主要任务

(一)社区护理的目标和任务

社区护理的总目标是提高全人类的健康水平。其主要任务包括:

1. 积极开展公共卫生护理。采取积极措施,增进和维护人类的健康。积极努力地与政府和社会各界人士联系,与社区群众紧密合作,指导人们改进生产和生活环境,规范人们的健康行为,减少、消除社会致病因素。

2. 促进病人的康复。当病人特别是康复期的病人不需要或其他条件不允许继续在医院治疗及护理时,社区护士可为病人提供全面的、连续的护理及治疗服务,有利于病人的康复。

3. 为社区居民的健康保健服务。对社区各年龄段的人群提供相应的健康保健服务,根据社区人群的健康状况、公共卫生、生活设施、生活文化等,采取积极有效的措施,预防和减少疾病的发生,保持社区居民身心健康。

4. 承担社区内健康保健的宣传教育工作。有计划地向社区不同人群宣传有关医疗保健的法律常识,宣传党的方针、政策,使群众了解维护自我健康的应有权利;利用讲座的形式向人民群众宣传常见病、多发病的知识和预防措施。

(二)社区护理工作的重点

社区护理工作的重点是三级预防。随着医学科学的发展、公共卫生的进步,一些传染病已被控制,而新的传染病以及与人的行为和生活方式相关的非传染性疾病,如艾滋病、心脑血管病、肿瘤等,不仅对人类健康造成严重威胁,而且已成为造成人类死亡的主要原因。面对新的健康问题的出现，要做好社区群众的卫生保健，必须以三级预防为工作重点。

1. 一级预防（又称病因预防）。主要是对致病因素或病因采取预防措施，以防止疾病的发生，保护社区人群免受致病因素的危害。

2. 二级预防（又称临床前期预防）。应做到"三早"，即早发现、早诊断和早治疗。如果是传染病，应早隔离、早报告。

3. 三级预防（又称临床期预防）。应积极治疗已有疾病，防止病情进一步恶化和并发症的发生，促其康复，做到"病而不残、残而不废"。

四、社区护士的职责

社区护士是社区护理各项工作的执行者，除完成临床护士应完成的任务外，还有更多的职责。

（一）健康指导

社区护士不仅要以自己广博的知识和精湛的技能为社区居民服务，还要把知识与技术教给病人或家庭。通过健康教育为社区居民提供各种健康保健的指导，使居民能对疾病的起因、发展和预后有正确的认识，并能接受和进行自我护理。社区护士还需采取多种形式宣传三级预防的目的和重要性，调动居民防病治病的积极性。

（二）生活指导

社区护士既要利用护理程序对病人进行整体护理，又要运用流行病学的理论和方法，随时发现疾病的致病因素并采取应对措施，如家庭成员中有腹泻病人时，除给予一般护理外，还要了解饮食情况、用药情况，指导合理的饮食、用药和就医，同时了解家庭成员有无同样的症状，有无接触过腹泻病人，关注流行动态。

（三）协调与合作

社区护士协调工作是多方面的，因为社区居民虽然从社会各界包括医疗卫生机构得到服务，但能全面地从整体上看待病人的还是社区护士，所以从维护社区居民健康的角度出发，社区护士有能力也有责任为居民与社会多方面进行协调，如常去就诊的医院、企事业单位、学校、街道、村委会、邻里、亲朋好友等处进行沟通，共同为社区群体或个人的健康努力。社区护士为了工作和居民的健康，要经常与居委会、卫生行政部门、爱卫会、公安、消防等相互合作，对社区三级预防取得共识。

（四）个案管理

对社区病人进行个案管理，是指对每个病人或每个居民健康问题的全面管理，可使病人获得整体、全面的护理。要求护理人员对其生理、心理、家庭状况和社会环境作出全面评估，分析出面临的困难，提供解决的方法，给予关怀和照顾，使病人在日常生活中能控制疾病和预防并发症的发生。

总之，社区护士的责任重大，角色多样。要成为一名称职的社区护士，不仅要有高度的责任心，还必须掌握医学基础、临床医学、护理学、心理学、公共卫生学、流行病学等理论知识与护理技能，并要有善于观察、分析、与人交流合作共事的能力，才能做好社区护理工作。

五、社区护理管理的要求

社区护理工作在管理上与临床护理管理有很多不同之处，特别是鉴于我国目前社区护理的现状，科学合理地做好社区护理的管理工作，将对社区护理的发展产生非常重要的作用。

（一）制定工作目标

1. 制定发展目标。目前我国社区护理的现状既满足不了新世纪“人人享有基本医疗卫生服务”的战略目标，又满足不了人民群众健康保健的需要。主管部门及社区护理工作者应根据国家的卫生规划和各地的实际情况，制定预防保健工作目标，进行目标管理，逐步实现人人都能得到良好的社区护理服务的目标。

2. 制定社区护理的管理目标。对社区护理管理目标的制定，要责任到人，包括社区护理机构的设置，护理范围要有规定的区域性和人群的量化标准，经费要落实，明确主管部门，以保证社区居民得到高质量的护理服务。

（二）制定有效政策

影响社区护理工作的因素很多，包括政策的支持力度和资源的配置。因此要使我国社区护理工作得到迅速发展，必须要有完善的法规、制度和工作标准，通过法制手段保证社区护理政策的落实，规范工作职责，促进社区护理工作的健康发展。

（三）完善社区护理体系，明确社区护理管理的要求

1. 建立规范的社区护理机构。随着社会的进步、护理学的发展，社区护理与人们的生活关系越来越密切，建立更有效的社区护理机构是人民最迫切的需要。

2. 明确社区护理管理要求。社区护理服务面广，服务时间长。社区护士不仅要为居民提供直接的护理服务，还要指导居民正确认识健康，培养居民的自我保健能力。各级社区护理机构应遵守各项政策、法规，切实执行各项规章制度、工作标准，努力实现预防保健总目标。

（四）重视社区护士的培养

目前，我国社区护理专业人才还很紧缺，要使社区护理工作迅速发展，人才是关键。采取多种形式加快社区护理人才的培养和补充，除学校学历教育外，还应动员和鼓励临床护士经短期培训后走向社区，充实壮大社区护理队伍，促进社区护理事业的

发展。

（五）经费管理

要做好社区护理工作，需要一定的资金投入，包括政府拨款和社会资助。社区护理机构在资金使用上要有计划和审批制度，自觉接受监督和审查，本着节约的原则，充分用好、管好现有资金。

单元小结

卫生服务体系是卫生工作的载体，主要由承担医疗服务、预防服务、保健服务、康复服务及医学教育、医学科研、卫生监督任务的各级各类卫生机构组成。我国的卫生服务体系包括农村卫生服务体系和城市卫生服务体系。农村卫生服务体系以三级卫生服务网络为基本框架，由县、乡（镇）、村三级医疗卫生机构组成；城市卫生服务体系以城市三级医疗卫生服务网络为基本框架，由市、区、街道（社区）三级医疗卫生服务机构组成。我国的卫生组织系统按性质和职能可分为卫生行政组织、卫生事业组织和群众卫生组织。各级各类医院是我国卫生服务体系的主体，是对群众或特定人群进行防病治病的主要场所，具有医疗、教学、科学研究、疾病预防及社会服务等基本功能；按服务的范围、规模的大小及服务的能力等分为三级十等。护理人才是我国卫生技术队伍的主要力量，不仅人员数量多，所占比例大，而且分布广，与医生共同合作完成疾病的防治和人群保健工作任务。随着我国卫生服务体制改革的深化，护理服务已从医院延伸到社区，社区护理已成为社区卫生服务的主要内容和护理人才就业的主要岗位，培养合格的社区护士已成为卫生职业院校教育教学改革的主要任务之一。

关键术语

卫生服务体系　农村卫生服务体系　城市卫生服务体系　卫生行政组织　卫生事业组织　群众卫生组织　护理学术组织　社区护理　社区护士

复习思考题

1. 我国的卫生服务体系是如何组成的？
2. 我国的卫生组织按性质和职能可分为哪几类？
3. 医院工作有哪些特点和基本功能？
4. 我国的护理组织是如何组成的？其主要职责和任务有哪些？
5. 何谓社区护理？社区护理与临床护理有何不同？
6. 社区护理有哪些主要任务？社区护士应履行哪些职责？
7. 根据社区护理工作的特点，简述做好社区护理管理工作的具体要求。

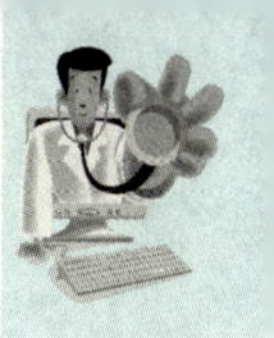

阅读材料

以下是我国西部地区一个县的背景材料:

1. 基本概况

(1) 人口:全县总人口 42.5 万,其中男性 20.9 万人,女性 21.6 万人;0 ~6 岁 5.6 万人,7 ~14 岁 4.8 万人,15 ~20 岁 10 万人,21 ~59 岁 17.9 万人,60 岁以上 4.2 万人。

(2) 地理与交通:15 个乡(镇)中有 11 个以山区为主,县城到各乡(镇)公路基本畅通,11 个山区乡(镇)到各行政村以沙石路为主,雨雪天气不能畅达;各村村民居住分散,以山路步行为主。

(3) 卫生服务体系:县、乡(镇)卫生机构基本健全,但乡(镇)卫生机构中卫生技术人员缺乏,本科生仅有 10 人,大专生 48 人,中专生 103 人,无专业技术教育学历者 76 人,平均每所乡(镇)卫生院 14.5 人,仅能解决一般部分常见病和多发病,遇有重症病人必须转到县医院。212 个行政村只有 148 个村建有卫生室,平均每个村有乡村医生 1.2 人。

2. 分析思考的问题

(1) 分析该县农村卫生服务体系不够健全的主要原因。

(2) 针对存在的问题,提出加强农村三级医疗卫生服务网络建设的具体措施。

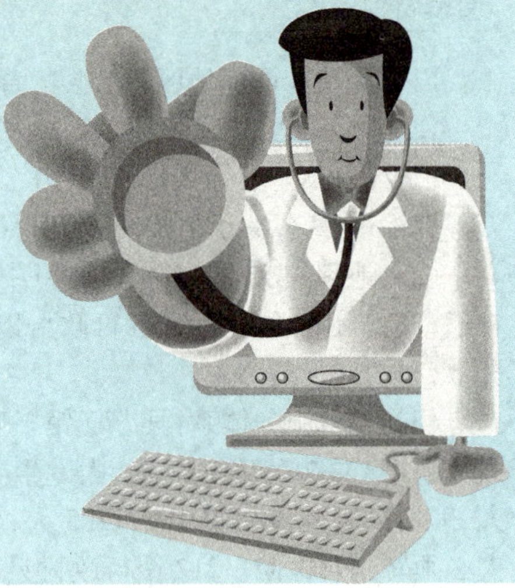

第三单元
计 划 工 作

学习要点

计划工作的概念、计划的种类及表现形式；计划工作的原则、步骤；内外环境的评估；决策的作用、种类及程序；目标管理的概念、基本思想及实施过程；时间管理的目的、基本程序、策略及方法。

管理的过程是从计划开始的。计划是管理的首要职能，任何组织都不能没有计划。古人云："凡事预则立，不预则废"，"先谋后事者昌，先事后谋者亡"，是说应谋划在先，行动在后，才能确保成功，反之则事必败。国家为了确保未来的经济发展，要制定五年计划；一个企业要发展某种新产品，要制定新产品开发计划和销售计划；一个家庭，为了有效地利用家庭的经济资源，需要制定收支计划。计划是如此重要，以至于几乎任何活动都离不开它。它是管理工作的第一步，也是全部管理工作的最基本的职能，与其他管理职能有着密切的联系，是组织、领导、控制职能的基础和依据。因此，提高护理管理水平也必须从管理的计划职能开始。

第一节 概 述

计划工作是管理工作中最基本和最关键的环节，对于任何一个组织的成功都具有积极作用和重要意义，实践经验和理论研究均证明：有效的管理必须重视计划。科学技术日新月异，生产规模不断扩大，分工与协作的程度空前提高，组织的活动不但受到内部环境的影响，而且受到外部多方面因素的制约，要不断适应这种复杂的变化环境，只有科学地制定计划才可能协调与平衡多方面的活动，求得本组织的生存和发展。

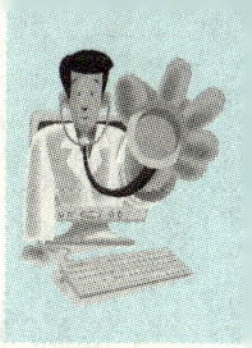

一、计划工作的概念

（一）计划

计划是面向未来的，是对未来的筹划和安排。人们根据需要解决的问题，经过科学的预测，权衡客观的需要和主观的可能，制定出组织的目标、内容、方法和步骤，统一指导组织内部各单位、各类人员的活动，以实现组织的目标。计划在管理活动中起着"龙头"的作用，是管理的基础。

有效的计划，其要解决的基本问题是"5 个 W 和 1 个 H"，即做什么（What）、为什么做（Why）、何时做（When）、何地做（Where）、何人做（Who）、如何做（How）。

1. 做什么。即需要做什么事。这是要明确所进行的活动及其要求。如护理工作计划，就要明确近阶段需要落实的工作任务、人员安排、所需物资及费用等，以保证充分利用现有的人力和物力资源，高质高效地做好护理工作，实现护理目标，并为考核提供依据。

2. 为什么做。即为什么需要这么做。这是明确计划的目的和原因，使计划执行者了解、接受和支持这项计划，把"要我做"变成"我要做"，以充分发挥下属的积极性、主动性和创造性，实现预期目标。

3. 何时做。即何时行动。这是要规定计划中各项工作的开始和结束时间，以便进行有效的控制，并对组织的资源进行平衡。

4. 何地做。即在何处施行这项计划。这是要规定计划的实施地点或场所，了解计划实施的环境条件及限制因素，以便合理地安排计划实施的空间。

5. 何人做。即谁应该为这项行动负责。这是在计划中明确各部门和组织单位的任务，规定由哪些部门和人员负责实施计划，包括每一阶段的责任者、协助者，各阶段交接时由谁签定、审核等。

6. 如何做。即如何实施计划。这需要制定实现计划的措施及相应的政策、规则，对资源进行合理分配和集中使用，对实施计划的能力进行平衡，对各种辅助计划进行综合平衡等。

值得注意的是，虽然计划应该尽可能稳定，以便于计划执行者富有成效地开展工作，但是计划也不是一成不变的，在计划期内，与计划目标有关的一些因素可能会发生变化，而使计划本身失去效用。因此，要不失时机地对计划进行修订，使计划保持有效性。不难想象，一个企业的利润计划应该随着原材料价格的变化而有所变化；护理计划应随着病人病情的变化而变化。

（二）计划工作

计划工作是指实现计划的工作过程，是设立目标、决定政策、选择方案的连续程序，以期经济地使用现有的资源，有效地把握未来的发展，获得最大的组织成效。

计划工作面向未来，其目的就是力图使组织在将来获得最大的成效。这就需要对过去的信息情报加以科学分析，根据分析的结果和现在的条件设立组织的未来目标，制定一系列政策和方法，最后才能形成一个完整的计划。

计划工作的一项重要任务是使未来的组织活动均衡发展，避免在今后的活动中由于缺乏依据而进行轻率判断，造成损失。计划工作要对各种方案进行技术分析，选择最适当的最有效的方案来实现组织目标。

二、计划的分类

由于人类活动的复杂性与多元性，计划的种类也十分复杂和多样。可按照不同标准加以分类：

（一）按计划的时间界限划分

按计划的时间界限可把计划划分为长期计划、中期计划和短期计划。

1. 长期计划。又称长远规划，一般指五年以上甚至更长时间的计划。长期计划具有科学预测的性质，所以只能提出纲要式的目标、重大计划政策、比例关系和发展速度等粗线条的系统发展规划，是一种远景规划，如组织的发展规模、护理人员的队伍建设、护理科研的发展水平、护理教育的发展导向。

2. 中期计划。一般指一年以上五年以内的计划。它是根据远期计划提出的阶段性目标和要求，并结合计划期内实际情况制定的计划。它是长期计划的具体化，同时又是短期计划的依据，如护理科研项目、改革项目和护理人员的培训教育等周期相对较长、规模较大的计划。

3. 短期计划。通常指一年以内的计划，是最接近于实施的行动计划，为实现组织的短期目标而制定，其内容更加具体详尽。它是对长期和中期计划的具体落实，同时对中期计划起着反馈作用，其执行的结果是修订中期计划的依据。短期计划周期短、职责明晰、任务明确，对客观环境的应变力强，可弥补长期计划的不足，如病房护理工作的年度计划。

长期计划和短期计划是相对的，两者不能截然分开。“人无远虑，必有近忧”，但只有长期计划而没有短期计划，会使长期计划的目标成为空想，无从下手执行；只有短期计划而无长期计划，就会胸无远大目标，容易满足于维持现状。只有把长期计划和短期计划结合起来，长计划、短安排，才能做到立足于当前，着眼于未来。

（二）按计划的对象划分

按计划的对象可把计划划分为综合计划、局部计划和项目计划。综合计划包括的内容是多方面的；局部计划只包括单个部门的业务；而项目计划则是为某种特定任务而制定的。

1. 综合计划。一般指具有多个目标和多方面内容的计划。它关系到整个组织或组织中的许多方面，是在一定时间内对组织活动所做的整体安排。如整个医院的年度发展计划；企业中是指年度的生产经营计划，它主要应该包括：销售计划、生产计划、劳动工资计划、物资供应计划、成本计划、财务计划、技术组织措施计划等。这些计划都有各自的内容，但它们又相互联系，相互影响，相互制约，形成一个有机的整体。所以应把制定综合计划放在首要的位置上，要自上而下地编制计划。

2. 局部计划。局部计划是限于指定范围的计划，它是在综合计划的基础上制定的，包括各职能部门制定的职能计划，内容专一性强，是综合计划的一个子计划，是为达到整个组织的分目标而制定的。同时，各种局部计划有相互制约的关系。如各病房的年度护理计划。

3. 项目计划。是针对组织的特定课题做出决策的计划，也可以是某一临时任务的具体化。如某医院护理人才的引进计划、某种产品开发计划、职工俱乐部建设计划等。

（三）按计划的约束力划分

按计划的约束力可把计划划分为指令性计划和指导性计划。

1. 指令性计划。是由上级主管部门下达的具有行政约束力的计划，一经下达，各级计划执行单位必须遵照执行，而且要尽一切努力加以完成。

2. 指导性计划。是由上级主管部门下达的具有参考作用的计划，计划下达之后，执行单位不一定完全遵照执行，可考虑自己单位的实际情况，决定可否按指导性计划工作。

此外，还可按计划制定者的层次把计划划分为战略计划、管理计划和作业计划。

三、计划的表现形式

计划的表现形式细分为目的、目标、策略、政策、程序、规则、规划、预算 8 种，并形成一种层次体系（图 3－1）。

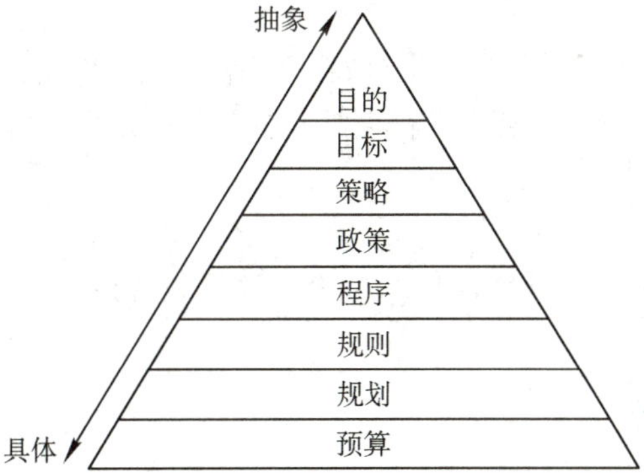

图 3－1　计划的层次体系

（一）目的或使命

目的或使命指明一定的组织机构在社会上应起的作用、所处的地位。一个组织应该有一个以上的目的或使命。如学校的使命是教书育人、科学研究;法院的使命是解释和执行法律;医院的使命是治病救人。

(二) 目标

目标是组织活动所要达到的最终的、可测量的结果。如教书育人和科学研究是学校的使命,其目标可以是最近3年培养多少人才,发表多少论文等。

(三) 策略

策略是为实现组织目标而采取的对策。如福特汽车公司早期决定向广大市场投入廉价的标准化汽车,它的经营策略就是尽量降低生产成本,采用大批量生产的装配线,产品标准化,组织庞大的销售网等。

(四) 政策

政策是组织执行决策时应遵循的原则和方针,是指导决策朝向终点的指南。如专业技术职务晋升政策等。

(五) 程序

程序是制定处理未来活动的一种必需方法的计划。它详细列出必须完成某类活动的切实方式,并按时间顺序对必要的活动进行排列。如护理程序。

(六) 规则

规则通常是最简单形式的计划,在使用中不允许有自由处理权,没有酌情处理的余地。它详细、明确地阐明是否需要行动。如护理技术操作规程。

(七) 规划

规划是一个综合性的计划,是目标、政策、策略、程序、规则、任务分配、所采取的措施等要素的复合体。通常情况下,一个规划可能需要很多支持计划。

(八) 预算

预算是一份用数字表示预期结果的报表。预算通常是为规划服务的。

四、计划工作的原则

(一) 系统性原则

计划工作要从对象系统的整体出发,全面考虑系统中各构成部分的关系以及它们与环境的关系,并依据这些关系的特点,把握住它们的必然联系,进行统一筹划,做到小局服从大局、部分服从整体。

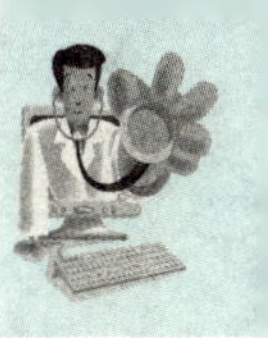

（二）重点性原则

在制定计划时，不仅要全面考虑到有关的方面，认清它们的地位和作用，同时还要分清主次轻重，抓住关键要害，着力解决好影响全局的问题，而不要等同对待，“眉毛胡子一把抓”。

（三）先进合理、积极可靠的原则

计划要根据实际需要，与组织自身状况、执行计划的资源条件相平衡。提出计划要量力而行，使目标既先进又合理。积极可靠的定额计划可激励组织和工作人员，反之会挫伤职工积极性。

（四）弹性原则

计划工作应坚持动态的、发展变化的观点，在人、财、物等诸方面留有一定余地，要有弹性，以适应各种不确定因素的变化。

（五）效益性原则

计划工作必须着眼于提高经济效益和社会效益两个方面，并使其相互促进。

（六）优选性原则

在制定计划的过程中不能只考虑一种途径，而应尽可能多地设计出多种可供选择的计划，并从中选取一种效果最佳的付诸实施。

（七）群众性原则

计划工作必须依靠群众、发动群众、吸收群众智慧，为群众所理解和执行，而不能由少数人“闭门造车”或由领导者强制执行。

第二节　计划编制过程

计划编制是一个过程。为了保证编制的计划合理和组织目标的实现，计划编制必须采用科学的方法，遵循一定的逻辑和步骤。

一、计划工作的一般步骤

计划是连接组织所处的此岸和要去的彼岸的一座桥梁，任何完整的计划工作都需要遵循相应的步骤（图 3－2），依次包括以下内容：

（一）分析形势

分析形势是计划工作的起点，能否制定切实可行的目标取决于对形势的分析。它包括探讨未来可能出现的机会；明确自身的长处、短处，以便扬长避短、发挥优势；展望预期成果。

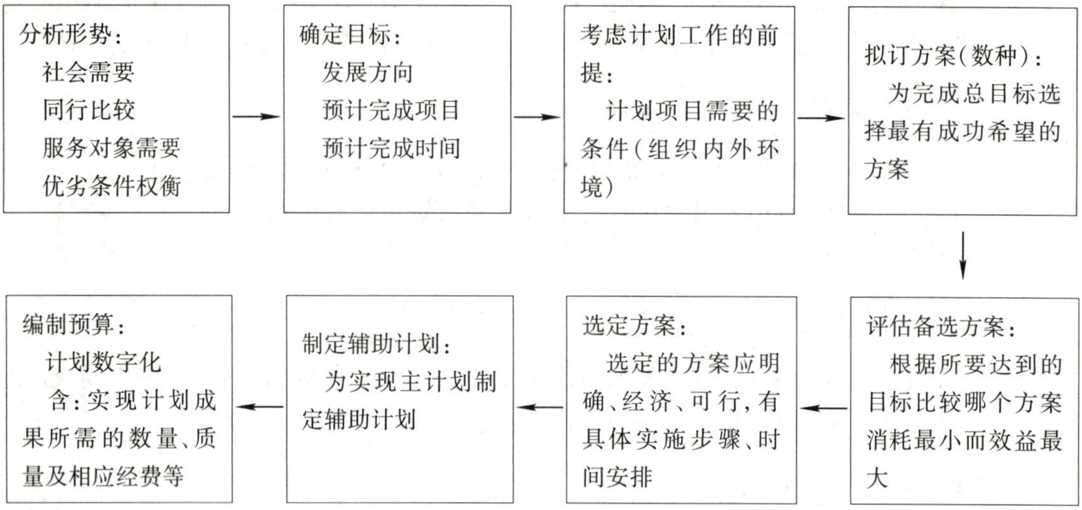

图 3－2　计划工作的步骤

（二）确定目标

目标是组织在限定时间内所要取得的效果，指明了组织要去的彼岸，是组织行动的出发点和归宿。确定目标应明确目标的内容、顺序、时间及科学指标。

（三）明确前提条件

前提条件是关于计划工作的假设条件，是关于由所处的此岸到达将去的彼岸的过程中所有可能的假设情况，是执行计划时的预期环境。

（四）拟订方案

组织为实现目标必须拟订几份可供选择的行动方案，因为实现某一目标的途径有多条，每份方案都有其局限性，拟订多份方案便于比较和选优。

（五）评估备选方案

在确定的各备选方案中，根据前提条件和目标，分析各方案的优缺点，进行评价和比较。如有的方案利润大，但支出多、回收慢；有的方案利润小，但风险也小；有的方案对长远规划有益；有的方案对短期计划有益等。

（六）选定方案

选定方案是决策的关键。对各种备选方案进行分析和评估后，选择明确、经济、可行的方案。

（七）制定辅助计划

辅助计划就是总计划下的分计划。选定了基本方案后要有辅助计划来支持主计划。辅助计划是主计划的基础，只有辅助计划完成了，主计划才有保证。

（八）编制预算

在做出决策和制定计划后，还要把计划转变成预算，使计划数字化，包括实现计划成果所需的数量、质量及相应经费等。通过定量，使计划具有较强的约束性。

二、评估内外环境

评估内外环境是计划工作的前提条件。计划是面向未来的，客观、正确地预测未来计划实施的内外环境是做好计划工作的重要前提。如医院护理部门计划开设家庭护理服务项目，首先应评估整个社会对家庭护理的需求，医院所处社区对家庭护理的需求，医院的地理位置，开展家庭护理服务的人力、物力资源并收集其他医院开展家庭护理的有关信息资料等。

（一）组织的内外环境

1. 内环境。通常是可控制的，分为两类：① 生产能力：包括组织现有生产技术条件和设备；② 组织所要实行的政策、制度。

2. 外环境。通常是不可控制的，分为三类：① 一般环境：包括经济、技术、政治、社会和伦理条件；② 产品市场：包括对产品和服务需求情况有影响的条件；③ 要素市场：包括人力、物力、财力等要素的供应。

（二）护理管理环境

医院护理管理环境包括：医院背景、理念、社会地位与组织文化；管理体制与领导人员状况；对护理组织及护理人员的评价标准；服务对象及服务项目；护理记录要求及管理办法；护理科研项目、负责人状况以及护理教育层次、形式、管理制度；人事管理及护理人员状况；物资、设备与供应情况等。

三、决策

在管理的各项职能中几乎都会遇到决策的问题，决策是最重要，也是最困难、最花费精力、最冒风险的事情。

（一）决策的概念与作用

决策是人们为达到一定目标，在掌握充分的信息和对有关情况进行深刻分析的基础上，用科学的方法拟订并评估各种方案，从中选出合理方案的过程。决策的核心是围绕目标用科学的方法来选定最优方案。

决策是管理的核心，决策是否科学，直接关系到事业的兴衰成败，科学的决策起着避免盲目性和减少风险的导向作用。

（二）决策的种类

从不同的角度，依据不同的标准把决策分成不同的类型：

1. 根据决策所涉及的问题分为程序化决策和非程序化决策。

（1）程序化决策。是指对那些重复出现的、日常的管理问题，按照一套固定例行程序作决定。

（2）非程序化决策。是指对那些偶然发生的、非重复出现与非例行的问题，做出的一次性的决策活动。此类决策需要管理者具有创造性和判断能力。

2. 根据环境因素的可控程度分为确定性决策、风险性决策和不确定性决策。

（1）确定性决策。是指在稳定（可控）条件下进行的决策。在选中的方案执行后有一个确定结果的决策。

（2）风险性决策。是指决策者希望达到的目标，存在着两种以上的不能肯定的自然状态，但对其发生的可能性可以预先估计出来，或可利用历史资料得到。

（3）不确定性决策。是指在不稳定条件下进行的决策。

此外，可根据决策者职务层次分为高层决策、中层决策和基层决策；根据决策的主体分为集体决策和个人决策。

（三）决策的程序

1. 提出问题。提出问题是决策的前提。要调查研究，及时发现、确认并提出问题。

2. 分析问题。要认真分析问题的性质、范围、程度及产生的主、客观原因。

3. 拟订方案。把解决问题的所有可行方案列举出来，并进行比较与鉴别。

4. 方案评估。对各种备选方案进行综合分析、论证。通过对每个方案的权衡比较，提出每一方案的执行条件和环境要求等，排出优劣顺序，为下一步的方案择优做好准备。

5. 方案择优。是决策的核心。管理者运用判断理论、经验、知识，从中选择一个最佳的决策方案，以期以最小的代价获得最佳的效果。

第三节　目标管理

目标管理是以结果为导向的系统管理办法，广泛地应用在企业、卫生机构中。它是一种用系统的方法，依据人类行为科学理论，让单位管理人员和工作人员共同参与目标的制定，在目标的实施过程中实行自我控制，并对成果严格考核的科学方法。

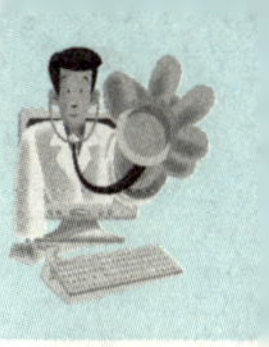

一、目标管理的概念

目标管理是一种程序和过程，它由组织中的上级与下级一起商定组织的共同目标，并由此决定上下级的责任和分目标，并把这些目标作为经营、评估和奖励每个单位与个人贡献的标准。

二、目标管理的基本思想

（一）人人参与管理

组织中各级各类人员共同参与目标的制定。根据总目标，每个部门制定分目标，每个职工根据部门目标制定个人目标，形成了目标连锁。

（二）重视人的因素

目标管理把个人需求与组织目标结合起来，使工作人员发现工作价值、产生工作兴趣，获得工作的满足感和成就感。上级对下级的关系是平等、尊重、信赖和支持的；下级在承诺目标和被授权之后是自觉、自主和自治的。

（三）实现系统整体管理

目标之间左右关联、上下贯通、彼此呼应，融会成一个整体。分目标与总目标方向一致，每个部门、每个成员必须共同努力，协调一致。只有分目标实现了，组织的总目标才能实现。

（四）强调自我控制

目标管理强调以人为中心，以目标激励人。目标的实施由目标责任者自主进行，而不是由他的上级来指挥和控制，通过责任者自身的监督与衡量，不断修正自己的行为，以达到目标的实现。

（五）注重成果评价

目标管理把重点放在工作成效上，参照目标进行评价，使评价更具有建设性。

三、目标管理的实施

目标管理的实施分三个阶段（图 3－3）。这三个阶段周而复始，呈螺旋式上升，以不断达到更高的要求。

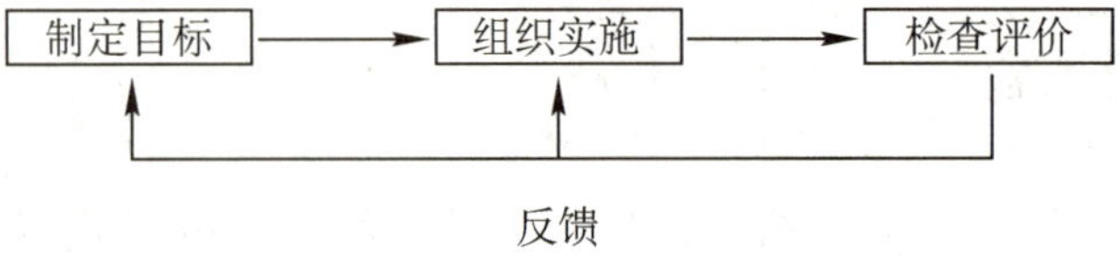

图 3－3　目标管理的基本过程

（一）制定目标

制定一套完整的目标体系是实施目标管理的第一步，也是最关键、最重要的一步，它包括确定组织的总体目标和各个部门的分目标，形成一个以组织总目标为中心的一贯到底的目标体系。

（二）组织实施

目标实施主要由执行者自我管理，按照总体目标要求，自行解决完成。上级主管应给予支持、指导与协作，随时掌握目标实施的进度情况，及时纠正目标偏差，如果没有发现方向性错误，上级应尽量少采取干预性控制措施，以“咨询指导”的形式为妥，否则，将无法调动下级的主动性和积极性而失去目标管理的意义。

（三）检查评价

在达到预定的期限时，上下级一起及时对目标完成情况进行检查和评价。评价的方式有同行评议、上下级会谈、自评及领导评价。同时，及时总结经验教训，可使目标不断修正更新，进入目标管理新的循环。

四、目标管理在护理管理中的应用

护理部根据医院整体规划制定全院护理工作总目标后，层层分解，形成各部门、各科室及护理人员个人的分目标，构成一个完整的护理目标体系，并确定实现目标的时间要求、职责分工、评价办法以及奖惩措施。通过指导实施、定期检查、年终考核等措施，保证总目标的实现。

（一）应用的主要步骤

1. 根据医院的整体规划制定全院护理工作总目标。

2. 清晰地说明护理部实施目标管理的目的。

3. 按目标要求建立机构，通过强有力的组织工作保证各项活动都朝着总体目标前进。

4. 列出与实施此项目标管理有关的部门与病房。

5. 澄清各有关部门及病房之间的关系。

6. 列举出各层护理人员实施目标管理的责任。

7. 设定实施目标管理各阶段的时间表，以便定期检查与考核实施的进度。

8. 处理好各方面的关系（包括内外关系和系统内部的纵横关系），协调好各种力量，及时纠正实施过程中出现的偏差，保证管理活动朝着预期的方向发展。

9. 通过督促护士自我检查、相互检查、组织检查、定期考评、年终考评等措施检查目标的实现情况，将目标管理成效与个人奖惩挂钩，与岗位责任制相互结合。

（二）应用中的注意事项

1. 护理部主任对目标管理的方法、目的、优点及局限性应有明确的认识。

2. 护理部主任应对各级护理人员进行有关目标管理的知识教育，统一认识，以保证目标的顺利实施。

3. 护理部应使各级护理人员了解护理部的任务、工作标准、资源及限制。

4. 各部门应结合自身具体条件，根据总体目标，制定恰当的护理工作具体目标。

5. 在目标管理实施的过程中，护理部、有关的责任人员，应层层把关，严格控制，了解工作进展，给予及时的支持和指导。

6. 要保持坦诚相待。

第四节　时间管理

时间是世界上最充足的资源，每个人每天都有24小时，然而时间又是世界上最稀缺的资源，每个人每天都只能拥有24小时。时间管理是有技巧的，如何确实有效地利用有限的时间、提高时间的利用率和有效性是时间管理的基本课题。只有掌握提高时间管理水准的方法与技巧，并与自我的实际工作相结合，做出调整计划，养成良好的时间管理习惯，才能提高整个工作的绩效。

一、时间管理的概念

时间管理是指在同样的时间消耗情况下，为提高时间的利用率而进行的一系列活动。对时间的管理，就是克服时间浪费，有效科学地使用时间资源。

二、时间管理的目的与基本程序

工作是很多的，时间却是有限的，管理者要很好地完成工作就必须善于科学、明智地使用自己的工作时间。

（一）目的

1. 有利于科学地使用时间资源。时间管理可使管理者合理安排时间，在有限的时间内抓住主要工作，以其余的时间应付临时事件，克服时间浪费，真正成为时间的主人，而不被时间所奴役。

2. 提高工作效率。时间是恒定的、不可改变的，但它又是最有伸缩性的——它可以一瞬即逝，也可以发挥最大的效力。通过时间管理，可使人们在有限的时间里创造更多的成果，更好地体现自身价值。

（二）基本程序

1. 拟订计划，设定目标。即周密地考虑工作计划，为自己和所管理的部门设定目标，明确预期完成的工作及最主要的工作。有效利用时间，关键在于制定完善的、合理的工作计划，设定具体、明确的目标以及合理地安排最主要的工作和最关键的问题，而不是把未来的工作时间全部填满工作内容。只要计划安排适时和得当，就会像机器的主轴带动整个机器运转那样，促使各项工作按时完成。

2. 排列目标的优先顺序。按照重要程度对目标进行排序，找出一个核心目标，并依次排列重要性。把最重要的、需要立即解决的目标，放在首位。通过建立优先顺序，可区分“最重要”及“最急迫”的任务，从而减少管理者被突发事件左右的可能性。

3. 列出为实现每个具体目标所需进行的各种具体活动。

4. 按照事件的优先顺序，安排活动日程。运用利用时间的策略和技巧，排出每周、每天的活动日程或制定具体时间表。按重要性和紧急程度排列工作的先后顺序。

三、时间管理的策略

在人的一生中，让时间流逝的状况时有发生。因为时间是眼睛看不到的，人们无从察觉。因此，每个人都必须面对“如何善用时间”的挑战。

（一）减少无谓的时间浪费

从根本上改正无意义的思考及行动的习惯，严格限制时间，保证精神集中，有助于解决问题。以担任经营顾问的王先生为例，他在写计划时必定测量时间，如果中途思路受阻，就马上换另一个案子来写，有效地防止时间的浪费。

（二）断然击退“盗取时间者”

在每个人的四周通常都潜伏着无数的“盗取时间者”，它们从各种渠道侵入，夺走宝贵的时间，严重影响目标的实现。“盗取时间者”有主观和客观两个方面，常见主要因素见表 3－1。

对于这些“盗取时间者”，应采取多种方法将其击退，努力提高时间的利用率，充分发挥时间的最大效用。

（三）合理安排时间

这主要是指做出合理的时间安排；对自己的时间使用有标准，并进行时间预分配；对自己实际的时间支出要按标准有效控制，什么时间该做什么事都必须事先计划，确

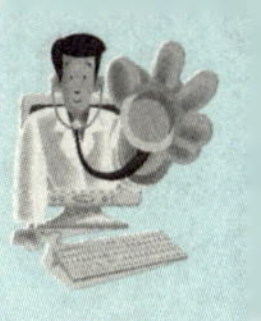

实执行。一般不能给一项工作安排过多的时间,否则就会导致工作进展缓慢,直到用完安排的所有时间。

表 3-1 常见"盗取时间者"

序号	客观方面	主观方面
1	计划外的来访或电话	工作松懈、拖拉
2	过多的社交活动	时间计划不周或无计划
3	会议过多	工作目标与方针制定欠缺
4	信息不足、不畅	授权不足
5	沟通不良	不善于拒绝非本职工作
6	协作者能力不足	无计划地随时接待来访
7	突发事件	处理问题犹豫不决
8	上级布置做与本职无关的事	文件、物品管理无序
9	政策、程序、要求不清	缺乏决策能力
10	文书工作繁杂、手续过多	

(四) 掌握和利用核心时间

所谓"核心时间",就是"工作效率最高的时间段,即最能将精力集中于工作上的时间段"。每日、每周、每月不同的时间,脑力、体力都不同,其工作效率也不同。每个人都应努力探求、掌握自己的核心时间,充分利用精力最佳时间做最重要的工作,而把日常事务性工作和次要工作安排在生物钟处于低潮的时段。

(五) 充分利用空档时间

工作的空档或与人会面前后,会存在许多空档时间,日积月累,可长达几十甚至几百小时,这些时间往往不会引起人们的重视,被白白地浪费掉。因此,必须有效地利用这些时间。

四、时间管理的方法

(一) ABC 时间管理分类法

根据重要程度可把要处理的工作分为 A、B、C 三类。其中 A 类是紧急重要、必须做的事情;B 类是重要应该做的事情;C 类是无关紧要、可做可不做的事情。一般 A 类工作占工作总数的 20%,而价值占 80%,如果把 A 类事情办好,完成了 20% 的目标就可获得 80% 的效果。因此,管理者应集中精力优先处理 A 类工作,以保证工作的有效性。

运用 ABC 时间管理法主要是要抓住关键因素,解决主要矛盾,保证重点,兼顾一般。其主要步骤为:

1. 列清单。每天工作开始列出全天的工作清单。

2. 归类。根据事件的重要性及紧急程度,进行 ABC 分类。

3. 填表。按照 ABC 类别分配工作项目以及各项工作预计的时间安排,并填表。

4. 实施。首先全力投入 A 类工作,直到完成。取得效果再转入 B 类工作,若有人催问 C 类工作时,可将其纳入 B 类。大胆减少 C 类工作,避免浪费过多时间。

5. 记录。记录各项工作实际完成的时间,与预计时间比较,总结分析时间使用情况,找出节约时间的措施。

6. 评价。每日对自身利用时间的情况做评价分析,为下一个管理循环提供帮助。

(二) 记录统计法

这是指对工作时间进行记录、分析和总结,判断时间消耗的整体特征和浪费的状况,制订节约时间的措施,以提高时间的有效利用率。

(三) 区域管理法

这是指按照区域长短把时间分为整体、阶段和瞬时三种情况来进行管理。整体时间管理是对某项工作的全过程或较长一段时间(如一年、三年等)进行全面规划,统筹安排,科学地组织、协调时间;阶段时间管理是对某一段时间(如一周、一天等)进行管理,安排实施;瞬时管理是根据事件发展情况,对于一些无法预料的事件,如例外事件、紧急事件等,迅速调整计划,妥善安排时间,以及时、适宜地处理。

单元小结

计划是对未来的筹划和安排,有效计划要解决的基本问题是“5 个 W 和 1 个 H”,即做什么(What)、为什么做(Why)、何时做(When)、何地做(Where)、何人做(Who)、如何做(How)。计划的表现形式细分为目的、目标、策略、政策、程序、规则、规划及预算 8 种,并形成一种层次体系。计划工作是管理工作中最基本、最关键的环节,其制定应遵循系统性、重点性、弹性、效益性、优选性、群众性及先进合理、积极可靠的原则。制定计划的基本程序包括分析形势、确定目标、明确前提条件、拟订方案、评估备选方案、选定方案、制定辅助计划和编制预算。目标管理是以结果为导向的系统管理办法,按照制定目标、组织实施、检查评价三个阶段实施。时间是最宝贵的资源,通过减少无谓的时间浪费、断然击退“盗取时间者”、合理安排时间、掌握和利用核心时间、充分利用空档时间等策略,应用 ABC 时间管理分类法、记录统计法或区域管理法等方法,提高时间的利用率和有效率。

关键术语

计划　计划工作　长期计划　中期计划　短期计划　综合计划　局部计划　项目计划　指令性计划　指导性计划　目标管理　时间管理

复习思考题

1. 如何理解计划的含义及其表现形式?
2. 试按照本章所概述的计划工作步骤拟订一份学习计划。
3. 怎样做出决策?
4. 目标管理有哪些基本思想?
5. 目标管理在全院护理管理中如何应用?
6. 时间管理的重要性及其基本程序有哪些?
7. 试述你在学习、生活中是如何管理时间、提高效率的。

阅读材料

以下是某医疗仪器厂实施目标管理的背景材料:

某医疗仪器厂为了充分发挥各职能部门的作用,充分调动职工的积极性,按照目标管理的原则,分三个阶段进行了目标管理。

1. 第一阶段:目标制定阶段

(1) 总目标的制定。该厂通过对国内外医疗市场仪器需求的调查,结合长远规划的要求,根据企业的具体生产能力,提出2010年"三提高"、"三突破"的总方针。所谓"三提高",就是提高经济效益、提高管理水平和提高竞争能力;"三突破"是指在新产品数目、创汇和增收节支方面要有较大的突破。在此基础上,该厂把总方针具体化、数量化,初步制定出总目标方案,并发动全厂职工反复讨论、不断补充,送职工代表大会表决通过,正式成为全厂2010年的总目标。

(2) 部门目标的制定。企业总目标由厂长向全厂宣布后,全厂就对总目标进行层层分解,层层落实。各部门的分目标由各部门和厂企业管理委员会共同商定,先确定项目,再制定各项目的指标标准:其制定依据是厂总目标和有关部门负责拟订、经厂部批准下达的各项计划任务,原则是各部门的工作目标值只能高于总目标中的定量目标值,同时,为了集中精力抓好目标的完成,目标的数量不可太多。为此,各部门的目标分为必考目标和参考目标两种。必考目标包括厂部明确下达目标和部门主要的经济技术指标;参考目标包括部门的日常工作目标或主要协作项目。其中必考目标一般控制在2~4项,参考目标项目可以多一些。目标完成标准由各部门以目标卡片的形式填报厂部,通过协调和讨论最后由主管副厂长批准。

(3) 目标的进一步分解和落实。将确定了的部门目标进一步分解和层层落实到每个人。① 部门内部小组(个人)目标管理,其形式和要求与部门目标制定相类似,由部门自行负责实施和考核。要求各个小组(个人)努力完成各自目标值,保证部门目标的如期完成。② 该厂部门目标的分解是采用流程图方式进行的:先把部门目标分解落实到职能组，任务级再分解落实到工段，工段再下达给个人。通过层层分解，全厂的总目标就落实到了每一个人身上。

2. 第二阶段：目标实施阶段

（1）自我检查、自我控制和自我管理。目标卡片经主管副厂长批准后，一份存企业管理委员会，一份由制定单位自存。由于每一个部门、每一个人都有了具体的、定量的明确目标，所以在目标实施过程中，人们会自觉地、努力地实现这些目标，并对照目标进行自我检查、自我控制和自我管理。这种“自我管理”，能充分调动各部门及每一个人的主观能动性和工作热情，充分挖掘自己的潜力，因此，完全改变了过去那种上级只管下达任务、下级只管汇报完成情况，并由上级不断检查、监督的传统管理办法。

（2）加强经济考核。虽然该厂目标管理的循环周期为一年，但为了进一步落实经济责任制，及时纠正目标实施过程中与原目标之间的偏差，该厂打破了目标管理的一个循环周期只能考核一次、评定一次的束缚，坚持每一季度考核一次和年终总评定。这种加强经济考核的做法，进一步调动了广大职工的积极性，有力地促进了经济责任制的落实。

（3）重视信息反馈工作。为了随时了解目标实施过程中的动态情况，以便采取措施、及时协调，使目标能顺利实现，该厂十分重视目标实施过程中的信息反馈工作，并采用了两种信息反馈方法：① 建立“工作质量联系单”来及时反馈工作质量和服务协作方面的情况。尤其当两个部门发生工作纠纷时，厂管理部门就能从“工作质量联系单”中及时了解情况，经过深入调查，尽快加以解决，既提高了工作效率，又减少了部门之间的不协调现象。② 通过“修正目标方案”来调整目标，内容包括目标项目、原定目标、修正目标以及修正原因等，并规定在工作条件发生重大变化需修改目标时，责任部门必须填写“修正目标方案”提交企业管理委员会，由该委员会提出意见交主管副厂长批准后方能修正目标。

3. 第三阶段：目标成果评定阶段

目标管理实际上就是根据成果来进行管理的，故成果评定阶段显得十分重要，该厂采用了“自我评价”和上级主管部门评价相结合的做法，即在下一个季度第一个月的10日之前，每一部门必须把一份季度工作目标完成情况表报送企业管理委员会（在这份报表上，要求每一部门自己对上一阶段的工作做如实的评价）；企业管理委员会核实后，进行评分；如必考目标为30分，参考目标为15分。每一项目标超过指标3%加1分，以后每增加3%再加1分。参考目标有一项未完成而不影响其他部门目标完成的，扣参考项目中的3分，影响其他部门目标完成的则扣分增加到5分。加1分相当于增加该部门基本奖金的1%，减1分则扣该部门奖金的1%。如果有一项必考目标未完成则扣至少10%的奖金。

多年的实践表明，目标管理改善了企业经营管理，挖掘了企业内部潜力，增强了企业的应变能力，提高了企业素质，取得了较好的经济效益。该厂在目标成果评定工作中深深体会到：目标管理的基础是经济责任制，目标管理只有与明确的责任划分结合起来，才能深入持久，才能具有生命力，达到最终的成功。

4. 分析思考的问题

（1）目标管理的基本思想是什么？

（2）目标管理有什么优缺点？

（3）增加和减少员工奖金的发放额是实行奖罚的最佳方法吗？除此之外，你认为还有什么激励和约束措施？

（4）你认为实行目标管理，培养完整严格的管理环境和制订自我管理的组织机制哪个更重要？

第四单元 护理组织管理

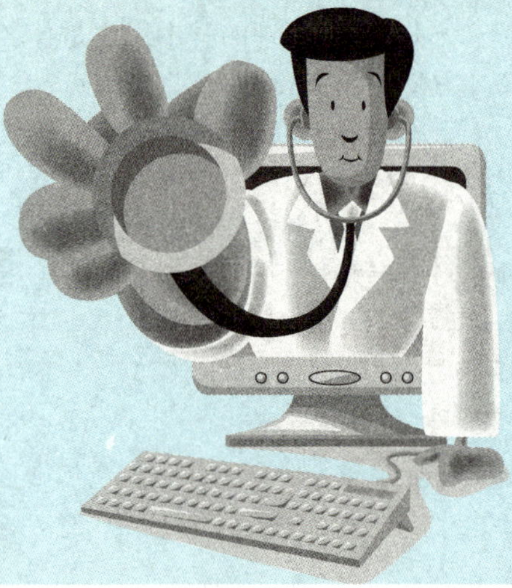

学习要点

组织的概念、原则、职能和作用；组织设计的步骤、组织结构的类型；我国医院护理组织系统；护理部、护士长的职责；护士长的角色功能及应具备的素质要求。

组织是管理的基本职能之一，是保证组织目标的实现和计划有效执行的前提条件，是管理过程中不可缺少的手段。只有建立一个高效的组织并有效地组织实施，决策、计划才能取得预期的效果。根据护理工作的专业特点和专业需要，必须建立和健全合理的护理组织管理体系。

第一节 组织工作概述

任何管理都必须建立科学合理的组织体系，都必须把各种管理要素有效地组织起来，才能保证计划的实施和组织目标的实现。

一、组织的概念

组织是为了实现目标而有计划地建立起来的结构比较严谨的制度化群体。它包含三层意思：组织必须有目标，目标是组织存在的前提；组织内部必须有分工与合作，分工与合作关系是由组织目标限定的；组织要有不同层次的权利与责任制度。为了实现组织目标，组织管理者必须赋予各部门及成员个人相应的权利，同时明确其相应的责任。如医院内护理组织承担特定的护理任务，为达到目标，设置护理部主任、科护士长、护士长、护士等岗位，建立各项护理规章制度，并通过岗位责任制明确各自的职责权限，构成几个层次的权责结构，以保证各项护理工作的顺利完成。

二、组织工作的基本原则

为实现组织目标，提高工作效率，减少管理上可能发生的障碍，组织工作必须遵循以下基本原则：

（一）目标统一原则

组织内各部门的分目标必须服从组织总目标，与总目标保持一致。如病房、门诊、急诊、药房、化验室、供应室等部门的目标均应与医院的总目标一致，以有助于医院总目标的实现。

（二）分工与协作的原则

分工是根据组织的任务、目标，按照专业进行合理分工，使各个部门和每个人都明确自身的任务和目标。协作包括部门之间的协作和部门内部的协作。分工是提高工作效率的有效手段，协作是实现组织目标的必要保证，两者是相辅相成的。

（三）管理跨度原则

管理跨度是指一个管理人员直接指挥下级的数目。管理跨度依工作的性质、类型、特点和管理人员的能力、素质、技术水平、经验而异。一般而言，上层管理跨度应小，以4～8人为宜，因为最困难、最复杂的决策性和方向性的问题由上层领导承担，故直接领导的人数不宜多；而基层管理活动属于执行性工作，管理跨度可加大，以8～15人为宜。

（四）责权一致原则

要履行一定的职责，就应该有相应的职权。有权无责或责任程度小于职权，会导致滥用权力、瞎指挥，产生官僚主义等。而有责无权或权限太小，则束缚了管理人员的积极性和主动性，致使其无法负起相应的责任。

（五）统一指挥原则

组织中的任何成员只能接受一位领导的命令和指挥，上下级之间形成一条清晰的指挥链，避免多头领导、多头指挥，出现政出多门，遇事互相推诿、扯皮的现象。

（六）较少层次原则

层次是从上级到下级建立明确的职责、职权和联系的正式渠道。指令和命令通过组织层次逐层下达，下级的报告也逐层上报。如果层次过多，对上报和下达都是不利的；而层次少，则管理人员少，便于建立良好的沟通，减少内耗，可提高办事效率。但层次不是愈少愈好，层次太少，必然加大管理跨度，容易导致领导工作不深入、不具体，指挥无力。

（七）集权与分权结合原则

高层管理者应将权力适度集中与放权基层有机结合起来，使上下级两方面做到最佳配合，达到提高整个组织效率的目的。

（八）稳定性与适应性结合原则

组织越稳定，其效率就越高。但在保持组织相对稳定的同时，又要随着环境的变化而做适应性调整。如随着疾病谱发生了质的改变，医院内部的组织结构也应相应转变，工作重点从治疗急性传染病转向预防治疗慢性疾病和身心疾病。

三、组织的职能和作用

（一）组织的职能

组织职能是管理者为实现组织目标而建立合理的组织结构、岗位设置、人员分工、职能划分等工作。包括以下内容：

1. 确定组织工作目标。

2. 工作划分。将实现组织目标所必须进行的业务工作进行分组归类，并把工作分成各种具体职务，使组织中的每个成员充分明确自己的工作责任。

3. 成立部门或单位。按职能将各类人员组成部门，为组织成员提供工作环境。

4. 确定职权关系。授予各级管理者完成任务所必须的职务、责任和权力，从而确定组织成员间的职权关系。

5. 分工协作。联系组织内上下左右各部门、各单位，明确各层次单位之间分工协作关系，使组织成员了解自己在组织中的工作关系和隶属关系。

6. 建立组织内的信息沟通渠道。

7. 配合其他管理职能。

（二）组织的作用

1. 组织工作是合作劳动的必要条件。管理是在一定的组织中实施的，为了达到共同的目标，把分散的个体有效组合，形成组织。组织中的每一个成员都必须按照一定的分工担负某项工作，同时与跟自己工作有关的其他人协调配合，实现单独个体无法达到的目标，使组织的产生和存在成为必要。

2. 组织工作是实施管理其他职能必不可少的前提。如果没有组织，计划工作、领导工作、控制工作将是一纸空文，无实际意义。

3. 组织工作是提高管理效率的重要途径。组织质量是管理质量的基础。通过良好的组织管理，形成分工合理，职责明确，人际关系和谐，各层次、各部门之间相互协调的良性状态，从而使管理效率大大提高。

4. 组织工作是实现组织目标的保证。组织目标的确定为组织活动明确了方向，设计并维持一种合理的组织结构为组织活动提供了实现目标的基本条件。

第二节 组织设计和组织结构

要合理地组织各层次管理者的工作，把每个管理者安排在适当的位置上，充分发挥其职能作用，首先应设计、绘制一份优秀的组织蓝图。

一、组织设计

组织设计是组织职能的重要内容，其根本任务就是发挥管理者群体的作用，有效地管理复杂多变的对象。

（一）组织设计的概念

组织设计是把一个单位的有关组织要素如任务、责权、工作程序等合理组合并加以制度化的动态设计过程。主要包括两个方面的内容：

1. 将组织总目标和需要完成的全部任务，合理配置、分配到群体或个体中，使员工明确自己在组织中应有的权利和应担负的责任，建立有效的相互关系。

2. 要考虑组织内部诸要素的协调和外部环境的影响。

（二）组织设计的任务

组织设计的任务是对管理要素进行合理组合和构建，形成组织结构，并编制职务说明书。

1. 基本步骤。为完成组织设计的任务，组织设计者通过以下三个步骤来进行：

（1）职务设计与分析。职务设计与分析是组织设计最基础的工作，是在组织目标逐步分解的基础上，设计和确定组织内从事具体管理工作所需的职务类别和数量，分析担任每个职务的人员应具备的组织要求，以及应承担的责任、义务。

（2）部门划分。根据工作内容、性质以及工作的相互关系，依照一定的原则，将担任各职务的人员组合成部门。组织活动的特点、环境和条件不同，划分部门所依据的标准也不一样。

（3）形成组织结构。根据组织内外能够获取的现有人力资源，对初步设计的部门和职务进行调整、平衡，同时根据各自的工作性质和内容，规定各管理机构之间的职责、权限以及义务关系，使各管理部门和职务形成一个严密的网络——组织结构。

2. 职务说明书。要求能简单而明确地指出该管理职务的工作内容、职责与权利，组织中该职务与其他职务之间的区别与联系，职务当事人所必须具备的素质、知识结构、专业技能、工作经验、管理能力等基本条件。

二、组织结构

组织结构是实现组织目标的必要条件。一个组织中的成员要进行合作劳动,达到共同的目标,最重要和最基本的问题就是要建立一套科学、合理的组织结构,没有一套合理的组织结构,管理就无从谈起,组织目标就不可能实现。

(一)组织结构的概念

组织结构在管理系统中起着框架的作用,是一种安排组织内工作关系的基本模式,是为了实现组织目标,在分工协作的基础上建立起来的某种责权关系。组织结构是由其目标和任务决定的,同时结构体现着组织各个部门间所形成的相对稳定的社会关系。它不是自然形成的产物,而是人为的结果,是主管人员有意识创造的结构,组织能否顺利地达到目标,能否促进个人在实现目标过程中做出贡献,在很大程度上取决于这种结构的完善程度。

(二)组织结构的类型

在分析组织结构基本类型时,常以组织权力的结构和职能分层为主线,组织结构中的管理人员起着协调人们活动的作用。

1. 直线型组织结构。这是最简单的一种组织结构类型(图 4-1)。组织系统从最高管理层到最低管理层按垂直系统直线排列,结构简单而职权明确,一个员工只对一个主管负责,接受一个主管的命令,而管理者应具有全能性。这种结构的优点是权力集中,命令统一,联系简捷,遇到问题可迅速做出决定。缺点是在组织规模较大时,管理职能集中由个人承担比较困难,部门间的协调也差。同时,由于权力高度集中于最高领导人,有可能造成掌权者滥用权力。

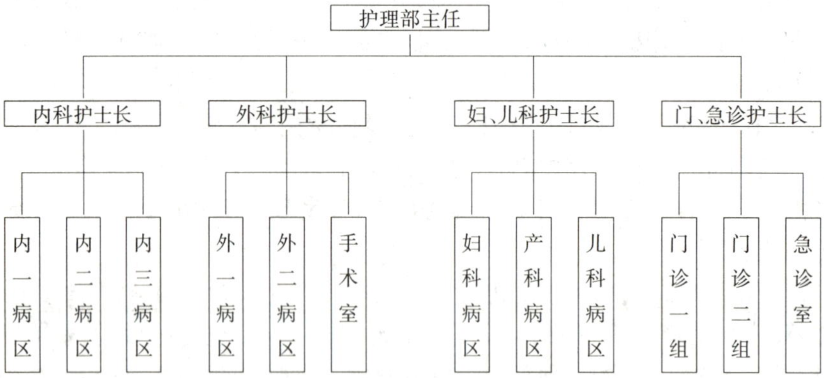

图 4-1 直线型组织结构

2. 职能型组织结构。这种结构由组织设立的专业职能机构来分担某些职能管理的业务。这些职能机构在自己的职能范围内有权直接指挥下级单位,下级除服从上级直线主管的领导外,还必须听从上级各职能机构的领导(图 4-2)。这种结构的优点是分工较细，能充分发挥职能机构的专业管理作用，减轻上级管理者的负担。缺点是多头领导，不利于统一指挥，容易造成管理上的混乱。

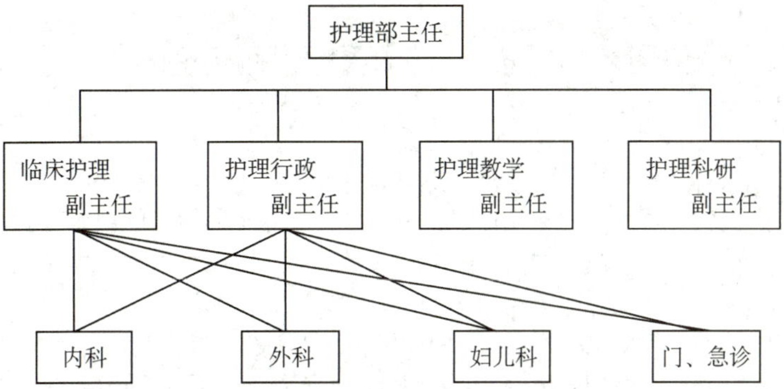

图4-2　职能型组织结构

3. 直线-职能参谋型组织结构。这种结构结合直线型和职能型组织结构的优点，坚持在直线指挥的前提下，充分发挥职能部门的作用。组织中管理人员分两类（图4-3）：一类是直线指挥人员，拥有指挥和命令下级的权力，并负全面责任；另一类是职能管理人员，对指挥系统起参谋助手的作用，对下级机构只能进行业务指导，通常无决定权和指挥权。这种结构的优点是分工严密，职责明确，有利于发挥职能部门的作用，提高组织的管理效能。缺点是缺乏信息交流，各职能部门之间、职能管理人员与指挥人员之间目标不易统一，在实际工作中容易发生冲突。

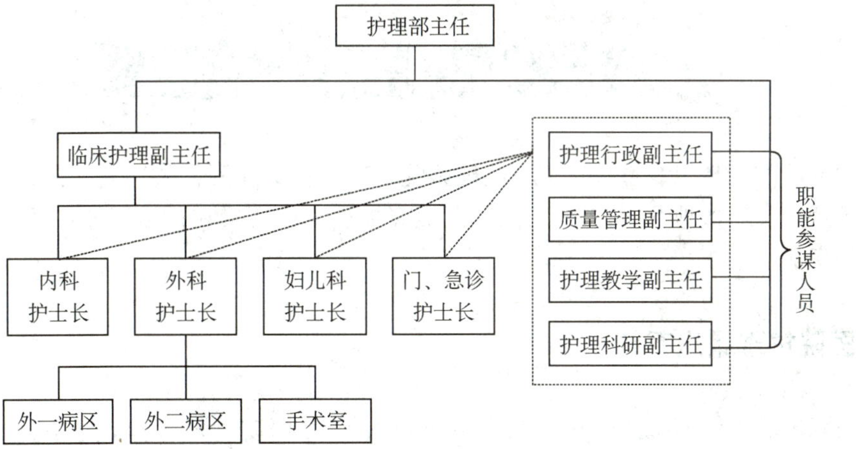

图4-3　直线-职能参谋型组织结构

4. 矩阵式组织结构。这是由纵、横两套管理系统结合组成的组织结构，纵向是直线职能结构，横向是规划项目系统（图4-4），每一个职工既同原职能部门保持组织与业务上的联系，又参加项目小组的工作。这种结构的优点是加强了各职能部门的横向联系，有利于发挥专业人员的长处，使管理技术更专业化。缺点是实行纵横向双重领导,难免发生矛盾。

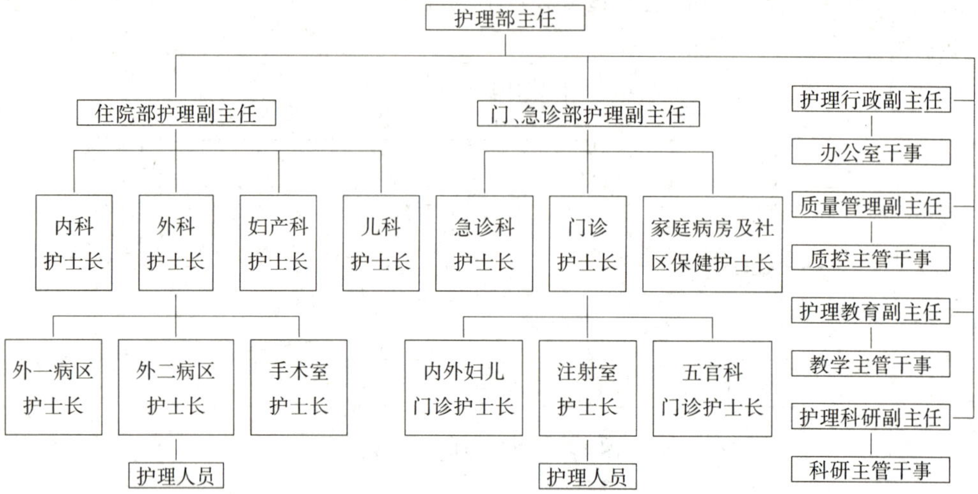

图 4－4　矩阵式组织结构

5. 委员会组织结构。这是执行某方面管理职能并实行集体行动的一种组织结构,可以是临时的,也可以是常设的。这种结构的优点是集思广益,集体决策,避免权力过分集中,利于沟通、协调,具有一定的权威性,易获得群众的信任。缺点是责任不清,有折中调和的危险。

以上介绍了五种组织结构形式,各有优缺点,在实际工作中一个组织可以是多种形式并存,一般以能实现工作目标的最简单的组织结构为最佳的结构。

第三节　我国医院护理组织系统

我国医院护理组织系统是根据我国医院护理工作的实际需要而建立的,对于组织全院护理人员有效地开展护理工作,不断提高护理工作质量和科学管理水平具有十分重要的意义。

一、医院护理组织系统

医院护理组织系统是医院总系统中的分系统,在医院管理机构设置中,护理管理机构不但领导院内所有的护理工作,发挥其指挥效能,同时还与后勤、医务管理等其他分系统相互依存、相互协调、相互制约。

医院的规模、任务不同,其护理组织结构设置也不同。

500 张以上床位的医院护理组织系统:在院长的领导下,设护理副院长—护理部主任—科护士长—病区护士长,实行垂直管理;

300～499 张床位的医院护理组织系统:在医疗副院长领导下,设护理部主任—科护士长—病区护士长，实施半垂直管理；

300 张以下床位的医院护理组织系统：规模较小，不设护理部主任，只设总护士长。

二、护理部的地位和职责

（一）护理部的地位和作用

护理部是医院的职能部门，在院长或主管护理的副院长领导下，负责组织实施与管理全院的护理工作，是全院护理工作的指挥中心。

护理部在医院管理和完成医疗、教学、科研和预防保健任务中具有重要作用。良好的护理管理是搞好整个医院工作的重要环节。护理部通过制定与医院工作目标相符合的护理工作计划，建立各种护理制度、操作规程、各项护理质量标准，负责临床实习计划的组织实施以及检查考核，开展护理新业务、新技术，使护理管理达到科学化、制度化、标准化、规范化、程序化的要求，保证全院各项工作健康、顺利地开展。

（二）护理部的职责

1. 在院长或护理副院长的领导下，组织和管理护理部，负责全院的护理业务和行政管理，参加医院的学术委员会、医疗事故技术鉴定委员会、医院感染管理委员会等组织活动。

2. 负责制定护理工作的长远规划和根据医院中心任务安排具体计划并组织落实。

3. 负责制定和修改全院护理规章制度、护理常规、护理技术操作规程及护理质量标准等，并组织实施、检查与评价。

4. 加强对护士长的培养与领导，提高她们的业务水平和管理能力。

5. 组织各层次的临床护理教育、护理科研和技术革新，并结合临床总结经验，开展学术交流。

6. 建立和健全护理组织系统，合理配备人员，与人事部门合作搞好护理人员的调动、任免、晋升、奖罚工作。实施护理人员教育与业务技术训练，提高护理管理人员和护士的素质。

7. 定期检查、评价护理质量，防止差错、事故的发生。

8. 组织领导护理专业学生及进修人员的临床教学，认真完成教学与实习计划。

三、护理工作与各部门的关系

护理工作与医疗、医技、行政、后勤管理等职能部门并列，相互支持、相互配合，共同完成医院各项工作。

（一）护理与医疗部门之间的关系

随着医学模式的转变和整体护理的开展，护理在临床工作中的作用日益突出，医护关系已转变为“并列—互补型”。“并列”是指医疗和护理是贯穿治疗疾病整个过程中的两个并列要素，发挥着同等重要的作用；“互补”是指医护交流信息，互相协作，互为补充。

（二）护理与医技部门之间的关系

护士应了解各医技科室的工作特点和规律，本着团结、互助、合作、共事的精神为医技人员提供方便和支持，同时医技人员必须为护理提供及时、准确的依据。

（三）护理与行政、后勤部门之间的关系

行政、后勤工作是医院工作的重要组成部分，是护理工作正常进行和提高护理质量的保证，是医院正常运转不可缺少的环节。护士要尊重行政、后勤人员，珍惜他们的劳动成果，与他们共同做好病人的服务工作。

第四节　组织文化

文化是人们社会实践的产物，是人类创造出来的所有物质财富和精神财富的总和。组织文化是一个组织由其价值观、信念、仪式、符号、处事方式等组成的其特有的文化形象，是组织为解决生存和发展的问题而树立形成的，较长的一段时间里处于比较稳定的状态，它使组织独具特色，区别于其他组织。组织文化是组织的灵魂，是推动组织发展的不竭动力，它依附于组织，随组织产生，随组织消亡而消亡。优秀的组织都有自己优秀的组织文化，优秀的组织文化就是一种生命力，是构建组织核心竞争力的重要力量，反映和代表了推动组织发展的整体精神、共同的价值观、符合时代的道德和追求发展的文化修养。

一、组织文化概述

（一）组织文化的概念

组织文化是指在一定的社会政治、经济、文化背景条件下，组织在生产与工作实践过程中所创造或逐步形成的价值观念、行为准则、团队意识、思维方式、工作作风、管理风格、传统习惯和团体归属感等群体意识的总和，属于管理的软件范围。它是社会文化体系中的一个有机的重要组成部分，是民族文化和现代意识在组织内部的综合反映和表现，是民族文化和现代意识影响下形成的具有组织特点和群体意识以及这种意识产生的行为规范。组织文化有广义和狭义两种理解。广义的组织文化是指组织所创造的具有自身特点的物质文化和精神文化；狭义的组织文化是组织所形成的具有自身个性的经营宗旨、价值观和道德行为准则的综合。

（二）组织文化的结构

组织文化主要由以下三个层次构成，即物质层、制度层和精神层。物质文化和制度文化是人通过直观的视听器官能感受到的，又符合组织文化实质的内容，属于显性组织文化；精神文化是组织的组织哲学、价值观念、道德观念的综合体现和高度概括，是组织文化的根本，属于隐性组织文化。三者的关系是：精神文化决定制度文化，制度文化又决定物质文化。

1. 物质层。是组织文化的表层部分，它是组织创造的组织物质文化，是一种以物质形态为主要研究对象的表层组织文化，是形成组织文化精神层和制度层的条件。优秀的组织文化是通过重视产品的开发、服务的质量、产品的信誉和组织生产环境、生活环境、文化设施等物质现象来体现的。

2. 制度层。是组织文化的中间层次，把组织物质文化和精神文化有机地结合成一个整体。主要是指对组织和成员的行为产生规范性、约束性影响的部分，是具有组织特色的各种规章制度、道德规范和员工行为准则的总和。它集中体现了组织文化的物质层和精神层对成员和组织行为的要求。制度层规定了组织成员在共同的生产经营活动中应当遵守的行为准则，主要包括组织的领导体制、组织机构和管理制度三个方面。

3. 精神层。即组织的精神文化，它是组织在长期实践中所形成的员工群体心理定式和价值取向，是组织的道德观、价值观即组织哲学的总和体现和高度概括，反映全体员工的共同追求和共同认识。组织精神文化是组织价值观的核心，是组织优良传统的结晶，是维系组织生存发展的精神支柱，主要是指组织的领导和成员共同信守的基本信念、价值标准、职业道德和精神风貌。精神层是组织文化的核心和灵魂。

（三）组织文化的特征

1. 历史性。历史性是一切社会事物的最基本属性之一。组织在一定的时空条件下产生、生存与发展，组织的现象本身就是当时社会政治、经济、文化的折射，组织文化是历史的产物，带有历史的烙印，折射出大到一个时代、一个国家的一定时期，或者一个民族、一个地域，小到一个地方区域的经济与文化特征。反过来，组织文化一旦形成，也在改造着组织所处的环境。

2. 人本性。组织是由人组成的，人是整个组织中最宝贵的资源和财富，同时人也是组织活动的中心，一个人一生中最宝贵、历时最长的时间与空间都是用于职业生涯的，所以，组织的成长与发展需求与个人的成长与发展需求在组织文化这个层面达到了完美的契合。组织文化是一种以人为本的文化，着力于以文化因素去挖掘组织的潜力，尊重和重视人的因素在组织发展中的作用，充分调动人的积极性，发挥人的主观能动性，提高全体组织成员的责任感和社会使命感，不断增强组织的内在活力，实现组织的目标。

3. 复杂性。世界上没有两片完全相同的树叶。每个组织都在特定的环境中生存与发展，所面临的历史阶段、发展程度，以及本身固有的文化积淀都不相同。成功是不能复制的,组织文化也同样不能拷贝。把别人成功的组织文化照搬照抄教条行事,或者如赵括谈兵一样将优秀的组织文化奉为金科玉律,试图找到放之四海而皆准的真理,是达不到终极目标的。

4. 动态性。一个组织的组织文化一旦形成,就具有在一定时期之内的相对稳定性。随着组织的发展以及组织生存环境的变化,组织文化也随之发生改变。有一种说法叫做“呈螺旋式上升状”,这是一种理想状态下优秀的组织文化的发展态势。僵化的、落后的组织文化也在运动,只是在组织内部的没有经过合理的梳理、整合与提炼的文化因素,没有形成良性体系。

5. 系统性。组织文化由共享价值观、团队精神、行为规范等一系列内容构成一个整体有机系统,组织文化的各个构成要素以一定的结构形式排列,各个要素相对独立,各司其职。同时,组织文化又是一个系统工程,是一个严密有序的有机结合体,各要素之间互相联系、互相依赖。组织文化总是以一定的社会环境为基础的,是社会文化影响渗透的结果,并随社会文化的进步和发展而不断地调整。

二、组织文化在管理中的作用

任何事物都有两面性,组织文化也不例外,它对于组织除了具有积极作用之外,还有消极作用。组织文化的积极作用在于提高组织承诺,影响组织成员,有利于提高组织效能。组织文化的消极作用,是不能忽视的潜在的负效应,它对于组织是有害无益的。

(一) 积极作用

1. 导向作用。组织文化的导向作用是指组织文化把组织整体及组织每个成员的价值及行为取向引导到组织的既定目标上来,指引员工始终不渝地为实现组织目标而奋斗。组织文化只是一种软性的理智约束,通过组织的共同价值观不断地向个人价值观渗透和内化,使组织自动生成一套自我调控机制,以一种适应性文化引导着组织的行为和活动。

2. 规范作用。组织文化的规范作用是指组织文化对每个组织员工的思想、心理和行为具有约束和规范的作用。组织文化的约束不是制度式的硬约束,而是一种无形的软约束,这种软约束等于组织中弥漫的组织文化氛围、群体行为准则和道德规范,它可以削弱员工心理的抵抗力,产生强大、持久、深刻的规范的约束作用,从而使上下统一、和谐。

3. 凝聚作用。组织文化的凝聚作用,是指当一种价值观被该组织员工共同认可之后,就会成为一种黏合剂,从各个方面把其成员团结起来,强化了团体意识,从而产生一种巨大的向心力和凝聚力。传统的科学管理法或科学管理职能约束住员工的行为,但不能赢得员工的心。而强有力的组织文化,却能成为激发员工积极性,使员工全心全意工作的动力。在一个富有凝聚力的组织文化中,组织价值观念深入人心,员工把组织当成自己的家,愿意为了组织目标共同努力,贡献自己的力量,使得员工和组织融为一体,推动组织不断前进和发展。这时,"厂兴我荣,厂衰我耻"成为职工发自内心的真挚感情,"爱厂如家"就会变成他们的实际行动。这是组织获得成功的主要原因。

4. 激励作用。组织文化的激励作用,是指组织文化具有使组织成员从内心产生一种高昂情绪和发奋进取精神的效应,它能够最大限度地激发员工的积极性和首创精神。共同的价值观念使每个职工都感到自己存在和行为的价值,自我价值的实现是人的最高精神需求的一种满足,这种满足必将形成强大的激励。在以人为本的组织文化氛围中,领导与职工、职工与职工之间互相关心,互相支持。特别是领导对职工的关心,职工会感到受人尊重,自然会振奋精神,努力工作。另外,组织精神和组织形象对职工有着极大的鼓舞作用,特别是组织文化建设取得成功,在社会上产生影响时,职工会产生强烈的荣誉感和自豪感,每个组织员工从内心深处产生为组织拼搏的献身精神,用自己的实际行动去维护组织的荣誉和形象。

5. 辐射作用。组织文化的辐射作用,是指组织文化一旦形成较为固定的模式,它不仅会在组织内发挥作用,对本组织员工产生影响,而且也会通过各种渠道对社会产生影响,在社会大系统中塑造良好的组织形象,发挥组织文化的社会影响作用。组织文化向社会辐射的渠道很多,主要包括传播媒体、公共关系活动等。

6. 调适作用。组织文化的调适作用,是指组织文化可以帮助新成员尽快适应组织,使自己的价值观和组织相匹配。在组织变革的时候,组织文化也可以帮助组织成员尽快适应变革后的局面,减少因为变革带来的压力和不适应。

(二) 消极作用

1. 阻碍组织的变革。先进的文化是组织发展的原动力和生命力所在,而落后的文化又会反过来成为组织发展的阻碍。组织文化作为一种与制度相对的软约束,深入人心,极易形成思维定式。当组织的共同价值观与进一步提高组织效率的要求不相符合,组织面临变化的环境需要变革时,根深蒂固的组织文化就会成为组织变革的障碍,成为束缚组织手脚的桎梏,使组织难以应付变化莫测的环境。当问题积累到一定程度,这种障碍可能会变成组织的致命打击。

2. 削弱个体优势。组织文化要求成员和组织的价值观一致,通常会削弱不同背景的人带到组织中的独特优势,使成员放弃个性而服从组织文化,这就必然导致决策的单调性,抹杀了多样化带来的优势。

3. 组织合并的障碍。在组织合并时,两个文化特点迥异的组织将会给合并后的组织带来一系列麻烦,甚至导致合并的失败。所以,在决定兼并和收购时,很多决策者往往会分析双方文化的相容性,如果差异极大,为了降低风险则宁可放弃兼并和收购行动。

三、护理组织文化

(一) 护理组织文化的概念

护理组织文化是在一定的社会文化基础上形成的具有护理专业自身特征的一种

群体文化，是被全体护理人员接受的价值观念和行为准则，也是全体护理人员在实践中创造出来的物质成果和精神成果的集中表现，它决定着护理经营管理的决策、领导风格以及全体护理人员的工作态度和工作作风。

（二）护理组织文化的内容

护理组织文化是在护理活动过程中形成的特定的文化观念和历史传统，以共同的价值标准、道德标准和文化信念为核心，最大限度地调动护理人员的积极性和潜在能力，齐心协力地实现护理组织的目标。其内容十分丰富，概括地讲，护理组织文化的内容包括护理组织环境、护理组织目标、护理组织制度、护理组织精神、护理组织理念和护理组织形象六个方面。正是从这六个方面，护理组织文化对护理专业学生起着潜移默化的影响。

1. 护理组织环境。组织环境包括内环境和外环境。内环境是指护理人员的工作环境和人际关系环境。外环境是指医院所处社会中的经济、文化传统、政治等方面的环境。任何一所医院首先要有一个适合护理人员工作和生活的环境，内外环境的和谐可以保证护理人员安全、健康、文明地发展。护理专业学生从进入护理专业的学习就开始逐渐接触这一环境，并不断调整自己，促进自己适应护理组织环境，而无法使自己适应护理组织环境的护理专业学生往往很难进入护理人员的角色。

2. 护理组织目标。护理组织目标是一定时期内所预期达到的质量和数量指标，是护理服务的最佳效益和护理组织文化的期望结果，决定了组织应建立护理组织文化的内涵和形式，包含着提高护理人员的素质、造就优秀的护理专业人才。卫生职业院校的护理教育是在一定的护理组织目标决定的组织文化内涵和形式下来培养护理专业人才的。

3. 护理组织制度。护理组织制度是医院文化建设的重要组成部分，是医院中协调护理组织与其他组织部门的纽带，是护理组织的宗旨、价值观、道德规范、科学管理的反映。护理专业学生尽管还没有正式走上临床，但在平时学习过程中，都在不断接触和学习护理组织制度，应以此严格要求自己，尽早成为一名合格的护理人员。

4. 护理组织精神。护理组织精神集中反映了护理人员的思想活动、心理状态和职业精神，包括护理理念、价值观等，如救死扶伤、爱岗敬业、乐于奉献、科学严谨等，这些精神能规范护理人员的行为，提高组织凝聚力，是护理组织文化的象征。作为护理专业学生，能否继承护理组织精神是能否成为一名优秀护理人员的关键。

5. 护理组织理念。护理组织理念是护理组织在提供护理服务过程中形成和信奉的基本哲理，是护理组织文化的重要内容。它决定了护理工作的价值取向和护理人员的奋斗目标。

6. 护理组织形象。护理组织形象是社会公众和内部护理人员对护理组织的整体印象，是护理服务质量、人员素质、技术水平、公共关系等在社会上和病人心目中的总体印象。在护理专业学习的过程中，要不断提高自己，从各方面发展自己，在未来的护理工作中坚持质量、病人、礼仪、社会信誉并重的原则，使自身的形象符合护理组织的整体形象。

（三）护理组织文化的建设

护理组织文化是医院文化中的重要组成部分，随着社会主义市场经济体系的不断完善，医院改革的不断深化，护理组织文化应与时俱进，建立一套锐意进取的、满足护理学科发展要求的先进的护理组织文化和价值观体系。

1. 护理组织文化建设的意义。护理文化以一种柔性形态出现，通过护理文化建设创造的和谐环境，可有效地实现对内整合凝聚员工，对外提高竞争力，增加医院知名度的目的，是医院在今后相当长的时期里赖以生存和发展的基础和原动力。从某种意义上来说，先进护理组织文化的构建，对医院来讲是一种发展战略。

（1）强化护理人员对组织的认同感；激励护理人员的职业自豪感，使护理人员在思想上得到归属、依恋。

（2）护理人员不仅仅注重自身利益，更考虑组织利益和服务对象的利益。

（3）增强整个护理组织的稳定性。文化像一种黏合剂，通过为护理组织人员提供言行举止的标准，把整个组织聚合起来，增强团队凝聚力，打造优秀团队和医院护理品牌，使护理服务从单纯的技术型向情感、文化、服务转化，把病人的满意度向忠诚度转化。

（4）文化作为一种意志形成和控制系统，能够引导和塑造组织成员的态度和行为。在医院发挥着重要作用的护理队伍，特别需要一种强文化提供共同的价值观体系，从而保证组织中的每一个人都朝同一个方向努力，这是护理组织文化建设最重要的。

2. 护理组织文化建设的原则。护理组织文化建设是以文化为载体，以管理为目标的护理活动。因此，护理管理人员可通过价值观、组织精神、组织目标、理念等，以“塑造成功的组织文化”作为管理模式，将护理管理工作推向一个新的发展阶段。

（1）可行性。护理组织文化应当被护理管理者和护理人员了解、认同和接受，尤其在制度文化和精神文化建设中，要作更深入的宣传、探索和研究，增进管理者和护理人员的认同感，使每一位护理人员积极参与。

（2）协作性。护理工作是由一个系统，按照护理程序、采用科学的工作方法开展工作的，而不是个人能完成的，因此，协作的精神对护理来讲就显得很重要。协作的文化就是要求科室与科室之间、员工与员工之间，创造一种合作、协调、沟通、互助的氛围，通过团队精神的开发和利用，充分发挥护理人、财、物的资源优势，达到“1 + 1 > 2”的效果。

（3）针对性。护理组织文化建设是一项系统工程，既要考虑共性要求，又要根据自身的实际情况建设。通过组织文化建设，造就一支有能力、有实力、稳定可靠的护理队伍，促进护理事业可持续发展。

（4）独特性。各个医院有自己的护理创建史，有独特的文化环境和不同形式的服务内容，所以建设医院护理文化不能生搬硬套，既要体现护理专业的个性，又要考虑到每个医院形成发展的条件不同、规模和技术专长不同、人员构成和素质不同等，结合本医院的实际从护理工作的实践中进行提炼和总结，建立起富有个性和行业特色的护理文化。

（5）目的性。文化的主体因素是人，抓好护理人员的素质培养与提高，是组织文化建设和发展的根本。如提倡乐于奉献的价值取向，强化群体意识和整体观念，发扬敬业的精神，高新知识、技能的掌握与操作等，满足人们不同的护理需求，提高病人的满意度，创建具有特色的"护理品牌"，赢得护理市场。

（6）长效性。要克服短期行为。护理文化建设是一个通过培育与建设而逐渐形成的过程，是一个不断创新的过程，所以护理管理者要加强这方面的指导和教育，根据自身的历史特点和不断进步的护理模式去逐步建立并不断完善自身的护理文化。

3. 护理组织文化建设的方法。护理文化的核心就是以人为本。对病人采取人性化的服务，对护士进行人性化的管理。进行护理文化建设，必须认真抓好各个环节的建设，包括表层的物质文化、中层的制度文化和深层的精神文化建设，以优秀的护理文化促进护理体制创新、技术创新与制度创新，建立起既符合市场经济体制又具有护理自身发展特点、符合现代医院建设要求的护理管理体制和运行机制，使护理机构从医院走向社会，让市场来优化和整合护理资源，激发护理组织自身的创造性，增强竞争力和发展后劲，促进护理事业健康发展。

（1）表层的物质文化建设。护理表层的物质文化，也就是护士的有关文化要素展现在社会上的外界形象，是护理文化的外在表现。浅层的行为文化是护士在为病人服务和内部人际交往中产生的活动文化，反映一个医院护理作风、精神风貌、人际关系方式等，是医院护理精神的动态反映。为此，一方面要加强护士继续教育，加强护士综合素质的培养、人文社会学知识的补充与更新和技能的提高，开展多渠道、多层次、多形式的护士培训工作。另一方面，要规范文明用语和服务行为，包括对语言沟通、护士着装、仪容、仪表、体态、交接班、接电话、术前访视、入院接待等方面进行培训，从护士为病人提供的各种服务到各项护理技术操作都要体现美而雅，以良好的职业形象满足人们不同的审美需求和心理需求。

（2）中间层次的制度文化建设。它由医院护理的组织管理形式和各项规章制度组成，是护理文化的支撑。医院护理管理者要根据《护士条例》、《医疗事故处理条例》依法管理，要体现人本原理，尊重护士、关心护士、激发护士的主观能动性，教育护理人员要跟踪护理学的发展动态，掌握本学科的新知识、新技术、新方法，不断提高护理质量和服务水平；要有利于在整体护理观指导下开展循证护理的实践与研究，制定出既符合本院实际，又符合行业要求，且得到法律保护和约束的各项护理工作管理制度、操作常规，进一步规范护理服务行为。

（3）深层的精神文化建设。护理深层文化的核心是护理哲学、护理精神和价值观。护理哲学具体包括以下两个方面：一是独立精神，护理精神反映护理的独立人格，是医院护理自身的特点，能体现护士的主体意识。二是创新精神，包括护理管理、护理体制、护理目标、护理哲理、护理经营理念等，以及用人机制、分配制度、服务水平、技术操作等多层次、多方面的创新精神。建立以人为本的激励机制，鼓励护理技术创新。对发表论文、著书、发明新技术等给予表彰和奖励。对于评出的明星护士和明星科室在护理园地进行张榜和宣传，使护士学有榜样，赶有目标，极大地激发护士的积极性和创造性。

第五节 护士长管理

护士长是医院基层科室护理工作的领导者和组织者，起着承上启下、沟通左右的作用。护士长既要参与科室行政管理，负责护士的全面管理，又要协调医护、护患及各科室之间的关系。护士长管理能力的高低，工作质量的优劣，责任心的大小，服务态度的好坏，都会直接影响护理质量。因此，护士长不但要熟练掌握护理技术和专业理论知识，还应具有较高的领导艺术和较强的科学管理能力。

一、护士长素质

护士长作为护理管理的基层管理者，要带好一班人，单靠行使上级赋予的权力是不够的，必须不断加强自己在品德、才识、能力等方面的修养。只有不断地提高自身的综合素质，在护士中树立起较高的威信，才能在病区护理管理中发挥主导作用。

（一）政治思想素质

政治思想素质是指领导角色的政治立场观点、辨别能力和敏锐性、正义感。良好的政治素质是指热爱护理专业，牢固树立全心全意为人民健康服务的思想，有高度的同情心，有强烈的事业心和责任感，有勇于奉献的精神。护士长要以身作则，严于律己，一丝不苟，为人正直，诚实待人，无论在成绩或困难面前都能保持不骄不躁心理，能以理智态度抑制非理性的冲动，体现管理者的良好修养。

（二）专业技能素质

1. 具有丰富的社会科学知识、人文科学知识、医学科学知识、护理专业理论知识以及实践经验。随着护理学科的发展，护士长需要不断“充电”，更新知识，以适应新形势的要求。

2. 具有娴熟的护理操作技术，能指导培训全科的护士提高业务水平和带教工作，善于组织和指挥危重病人的抢救工作。

3. 善于组织制定切实可行的学习计划，营造学习和学术氛围，提高护士自觉参与业务学习的自觉性，并能指导她们总结经验、撰写护理论文，以理论指导实践。

（三）管理能力

1. 具有较强的组织和管理能力。善于发现人才、使用人才，能以最佳的方式把各个个体组合起来取长补短，充分发挥她们的长处，形成一个强有力的战斗集体，高质量地完成各项护理工作。

2. 全面负责病区管理工作。在千头万绪的工作中，能够抓住重点，合理安排时间，把精力用在最重要的工作上，次要的工作授权给他人做。

3. 具有较强的观察和分辨能力。善于观察病人的病情变化；善于观察和化解个别护理人员之间、医护之间在工作上的矛盾；在处理问题时，能坚持原则，明辨是非，秉公办事。

（四）人际关系和沟通技巧

护士长充当了承上启下的角色，要处理各种复杂的人际关系，必须具有良好的沟通技巧。护士长要善于用简练的语言表达自己的意图；善于交往，能够与各种不同意见的人沟通思想。对上级要尊重、服从、理解。对下级既要严格要求，又要关心爱护，虚心向下级学习，经常开展谈心活动，主动征求她们对自己工作的意见和建议，努力做好病区的各项工作。

（五）心理素质

护士长应具有稳定的情绪、乐观向上的心态和自我调控的能力，扬长避短，充分发挥自己的个性特点，塑造完整的个性。护士长还要保持良好心境，努力为病人创造良好的诊治环境，尽力为医务人员营造轻松、愉快的工作空间。

（六）身体素质

基层护理管理具有脑力和体力相结合的复合型劳动特点，要求护士长有健康的体魄和旺盛的精力，朝气蓬勃地带领护士完成繁重的护理任务。

二、护士长角色模式

“角色”是描述一个人在某个位置或某种状况下被他人期望的行为总和。对护士长角色的要求主要有：严格执行各项规章制度和岗位职责；满足病人的需要；树立良好的护理专业价值观；满足护士群体利益的需要；加强与护理相关部门、科室、人员的有效沟通与合作等。

护士长在基层护理管理实际工作中扮演着多种角色，归纳有以下 11 类：

1. 领导者。护士长在病房 8 小时在班，24 小时负责，指导、带领病区护理人员共同完成护理任务。护士长要以身作则，言传身教，起到表率作用。

2. 联络者。护士长在工作中不断与护理人员、上级领导、医师、医技人员、病人及家属、后勤人员等进行沟通，构成医院人群的一个有机整体，协调、处理有关问题，保证各项工作有序进行。

3. 代表者。在处理行政、业务工作中，护士长代表病区参加护理部或院方的各种会议，并接待来访，介绍病区环境和设施等，被称为“病区的象征”。

4. 监督者。监督并审核病区的各项护理活动与资料。护士长应深入病房，检查各项措施落实情况，查对处理医嘱，检查护理技术、护理质量，听取病人及家属的反映，监督维护病房秩序等。

5. 宣传者。护士长应充分发挥上传下达的桥梁作用。通过主持召开病区的有关会议,及时将上级文件、指令、政策精神传达给护理人员;宣传党和国家的路线、方针、政策、规定及护理学科新进展;同时收集病人、家属及护理人员的信息,上传给上级管理部门。

6. 护、患代言人。护士长首先要关心、爱护、尊重、理解护士,对自己的下属要以诚相待,做护士的知心人,尽量满足下属的群体利益。护士长代表护理人员与其他业务人员协商业务工作,与行政后勤部门协商为护理人员争取权益,同时护士长又要代表病人的利益,反映病人和家属的要求,与有关人员联系和沟通,为病人解决困难,尽量满足他们的需求。

7. 计划者。护士长规划病区护理业务,制定年、季、月、周工作计划,提出工作改进方案;指导护理人员制定、修改病人护理计划;提出修改病区有关规章制度、护理人员岗位职责的意见和建议,调整工作程序,并在实践中不断改进,使护理工作有章可循。

8. 冲突调解者。病区任何人员之间发生矛盾和冲突,护士长都应作为调解人,及时调停解决冲突,化解矛盾,避免矛盾激化。

9. 资源调配者。护士长负责病区资源的分配。包括人力资源的分配,如排班、明确职责、任务;物力资源的分配,负责各种医疗仪器、设备、文具用品的计划、申请、领取、保管、维修和分配使用。

10. 协商谈判者。护士长要经常与有关部门人员进行正式、非正式的协商和谈判:如申请调整或增派护理人员,增添医疗仪器设备,改善病房环境,讨论护理人员的培训计划、福利待遇及医护协作等问题。

11. 学科带头人。护士长要善于学习和掌握用于临床的一系列新的检查、诊断、治疗和护理方法以及新的医疗、护理设备的应用,不断更新知识,拓宽自己的知识面,带领全科护理人员加强护理新理论、新知识、新技术的学习,积极开展护理科学研究,总结新经验,成为学科带头人。

三、护士长岗位职责

护士长是医院护理系统中最基层的管理者,在病房护理管理中承担着重要的管理职责,要对护理工作人员、技术、设备和信息等诸因素科学地进行计划、组织、控制和协调,预见工作中的薄弱环节,采取有效措施,实现护理质量最优化。

(一) 负责制订工作计划

在护理部主任等领导和科主任的业务指导下,根据护理部及科内的工作计划和目标,结合本病区具体工作情况,制定本病区的具体工作计划和目标,并组织实施,定期进行总结,取得经验,推动工作。

（二）负责政治思想工作

负责本病区护理人员的政治思想工作，使她们热爱护理专业，加强责任心，全心全意为病人服务。

（三）负责业务技术工作

督促护理人员严格执行各项规章制度和护理技术操作规程，参加并指导危重病人的抢救、护理及复杂的技术操作，做好“传、帮、带”；有计划地检查医嘱执行情况，严防出现差错事故；组织本病区护理查房和护理会诊，积极开展新技术、新业务及护理科研；随同科主任和主治医师查房，参加会诊以及新技术、大手术、疑难病例、死亡病例的讨论。护士长还负责指导和管理实习、进修护理人员，制定教学计划，安排有教学能力的护士带教。

（四）负责病区管理工作

负责本病区护理人员的分工和排班工作，合理安排人力；深入病房了解病人的思想状况，定期召开工休座谈会，密切护患关系，征求病人对护理工作的意见和建议，制定改进措施，提高护理服务质量；指定专人领取本病区的药品、仪器、设备、被服和办公用品，并分别指定专人负责保管、保养和定期检查，遇有损坏或遗失应查明原因，并提出处理意见；督促检查卫生员、配膳员做好清洁卫生和消毒隔离工作。

四、护士长的培养与训练

护士长是病房护理管理的主体，是护理群体中的带头人、排头兵，如何提高护士长的素质和管理能力是摆在当前医院管理者面前的重要课题。要使护士长成为一个被护理人员拥护的领导者和一个出色的管理者，护理部就必须加强对其的培养与训练。

（一）强化培训，增强管理能力

护理管理具有独立性、综合性、科学性和艺术性的特点。实践证明，单凭经验管理是不能适应护理管理发展的。学习是提高素质的主要途径。护士长应以学习护理管理知识及护理专业知识为重点，可采取请进来、走出去相结合的方式，邀请具有丰富管理经验的护理专家、护士长讲学，进行现身说法，解决护士长在实际工作中碰到的问题，还可以将护士长派出去参观学习、参加学术会议、进修等。对新任的护士长应进行岗前培训，并采取定期或不定期、长期或短期、自学或脱产等多种形式进行分层次培训。

（二）到护理部接受锻炼

有计划地抽调护士长短期到护理部工作，时间为 1 ~2 个月。在护理部工作期间，对护士长应有明确的任务要求：可指定课题进行调查研究，总结实践经验；应用医学、护理学理论写出有论据的学术论文；定时到病房重点巡视危重病人的病情和护理情况，并写出书面汇报交给护理部主任，以促进业务水平及写作能力的提高。

（三）定期召开会议

定期召开护士长会议，布置任务，总结工作，交流经验，表扬在管理方面做出突出成绩者，以达到互相学习、互相促进、共同提高的目的。

（四）深入科室具体指导

护理部主任、科护士长应经常深入到科室、病房，了解护士长的工作方法、效果及遇到的困难，并及时帮助解决。注意发现典型，总结经验，进行推广。

（五）建立护士长手册

护士长应有人手一册统一格式的记录本，记录内容为：① 护理部布置的任务；② 参加科内会议或护理部会议记录；③ 护士长会议的重大决议；④ 科室工作的年、季、月计划；⑤ 本人的周工作安排和每日工作的重点；⑥ 护士长业务查房和管理查房记录；⑦ 科研课题的计划与完成情况；⑧ 业务学习、教学工作记录；⑨ 本科室护理质量评价结果。

护理部每月将手册收回一次，审阅后签署意见。对记录质量高者，可组织交流。护士长手册的建立可加强工作的计划性，有利于提高工作效率和工作质量。

单元小结

组织是为了实现目标而有计划地建立起来的制度化群体。组织工作应遵循目标统一、分工与协作、管理跨度、责权一致、统一指挥、较少层次、集权与分权结合、稳定性与适应性结合的原则，建立一套科学、合理的组织结构是实现组织目标的必要条件。组织结构有直线型、职能型、直线－职能参谋型、矩阵式、委员会五种形式。我国医院护理组织系统是根据医院的规模、任务而设置的，如三级医院应设护理副院长—护理部主任—科护士长—病区护士长。护士长是医院基层科室护理工作的领导者和组织者，起着承上启下的作用，不但要有专业理论知识和熟练的护理技术，还要具有较高的领导艺术和较强的科学管理能力。组织文化是指一个组织在长期发展过程中所形成的价值观、团队意识、道德规范、行为准则、特色、管理风格以及传统习惯等的总和，由物质层、制度层和精神层三个层次构成，具有历史性、人本性、复杂性、动态性和系统性等特征，发挥着导向、规范、凝聚、激励、辐射和调适等积极作用。护理组织文化是在一定的社会文化基础上形成的具有护理专业自身特征的一种群体文化，包括环境、目标、制度、精神、理念和形象六个方面。通过护理组织文化建设，可有效地实现对内凝聚员工，对外提高竞争力，增加医院知名度的目的，是医院赖以生存和发展的基础和原动力。

关键术语

组织　组织设计　组织结构　护理组织系统　组织文化　护理组织文化　护士长　角色模式　政治思想素质

复习思考题

1. 组织的概念是什么？组织工作应遵循哪些基本原则？

2. 组织有哪些职能？其在管理中的地位和作用如何？

3. 组织结构有哪些类型？你认为这些类型适合什么样的组织？请你分析所熟悉的一种组织形式，并画图示意。

4. 试述我国医院护理组织系统。

5. 护理部、护士长的岗位职责有哪些？

6. 护士长应具备的素质要求及角色功能有哪些？护士长应如何提高自身素质？

阅读材料

以下是某医院文化建设的背景材料：

某医院为更好地为病人提供优质的医疗服务、提高医院的综合实力和市场竞争力，提出从以下几个方面着手加强医院文化建设：

1. 建设概况

(1) 建章立制：医院文化建设首先从领导体制的建立开始。建立以医院领导为主，主要科室负责人参与的医院文化建设领导小组，负责组织医院文化建设工作的开展，克服文化建设中各部门、各层次人员思想不统一、步调不一致，甚至相互矛盾、相互抵制的现象，使医院文化建设纳入统一、有序发展的轨道。同时，为了使医院文化建设能得到更好的监督和落实，由工会等相关人员组成监督小组，监督医院文化建设的开展。

(2) 调查与分析：对现有的医院文化中包含的所有内容(包括目标或宗旨、共同的价值观、行为规范和规章制度等)进行全面的调查与分析，找出优势、问题与差距，做到有的放矢，在已有的文化基础上扬弃。

(3) 设立目标：目标不仅要具有共性，还要具有个性，既要具有优秀组织文化所共有的特征，如敬业乐业、团结友爱、勇于创新等，还要体现医疗工作的特点，如“以病人为中心”的观念和“医者父母心”的品德要求等，体现自己的特色。

(4) 实施方案：① 经费投入。医院从每年的经费中划拨一定经费专用于文化建设，以保证文化建设的可持续发展。② 建设规划。规划包括长期规划和年度安排。在长期规划中，明确各年度的分目标和具体内容，在年度安排中规定各月份的具体工作，将抽象的建设目标变成具体的内容，直到细化为可操作的具体活动。在每年“科技活动月”、“纪律教育月”等文化建设活动的基础上，增加“医院文化活动月”，通过举办音乐会、艺术讲座、演讲等活动，陶冶职工的情操，提高职工的文化修养。③ 考核与验收。根据文化建设内容制定评价体系，印制量化考核表，明确考核对象、时间、考核的方式等，以衡量实施效果，达到预期目标。④ 监督机制的运行。文化建设必须有相应的监督体制作保障，体制包括机构、政策和机制三部分，只有机构和政策而没有机制是不行的。监督机制的高效运行才能使文化建设得到全程监督，才能及时发现并纠正文化建设中存在的问题，使文化建设稳步、健康地向前迈进。

2. 分析思考的问题

（1）医院文化建设有何重要意义？

（2）作为一名护理工作者，应如何积极参与医院的文化建设？

第五单元 护理人力资源管理

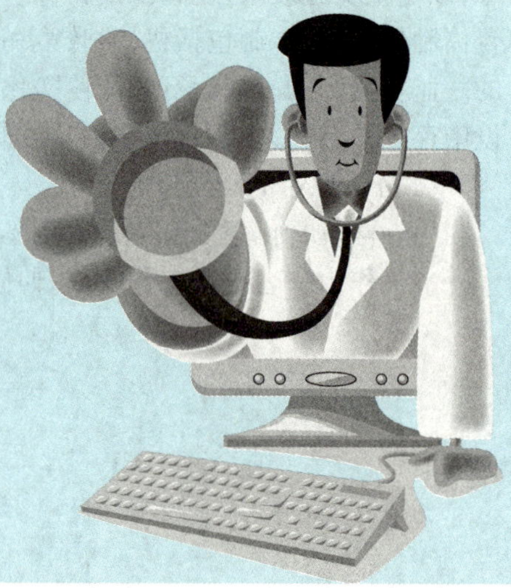

学习要点

护理人力资源管理的意义;护理人员编配的原则和方法及影响因素;护理人员的分工、排班原则;护理人才的识别、选聘、培养;护理人员晋升、任职条件。

人是最重要的资源和财富。卫生技术人才是医院的第一资源,它对医院的价值是以医务人员的能力、行为方式、所付出的努力和时间体现的。改变旧的管理模式,构建新的激励机制,最大限度地发挥医务人员的工作积极性、自主性和创造性,才能形成医院可持续发展的竞争实力。

护理人力资源管理是通过对医院护理人员进行合理安排和有效利用,做到人尽其才、才尽其用,充分调动员工的积极性,使护理人员的个人潜能发挥到最大限度,提高护理工作效率,实现组织目标的工作过程。护理人力资源管理是将护理人员作为生产力来看待,因为护理人力资源是医院生存和发展的重要组成部分。护理人力资源管理的内容涵盖医院护理资源规划、人员编配、选择聘用、培训教育、考核奖惩、技术职务晋升以及制定相关人事政策等。

第一节 护理人员编配

护理人员是医院卫生技术人员的主体,不仅人数多、分布范围广,而且与医生和其他科室的联系紧密。科学地编配护理人力,有利于发挥医院的整体功能和加快医院的建设与发展。

一、护理人员编配原则

（一）适应医院服务目标的原则

医院的服务目标是“一切为了病人”，必须树立“以病人为中心”的服务宗旨。各级医院的性质、规模、任务、科室设置、技术装备、建筑布局等情况各不相同，所需要的服务人员数量、类别、技能等要求也不尽相同，但医院的护理工作目标是为病人提供最佳的整体护理。因此，在护理人员编配上应结合医院情况和护理工作的科学性、社会性、持续性特点及女性个体生理因素等，满足病人对护理服务的需求，进行全面安排。

（二）合理结构的原则

我国医院分级管理标准规定，二、三级医院护理人员占卫生技术人员总数的50%，医师与护理人员之比为1∶2，病房床位与护理人员之比为1∶0.4等基本要求，其目的是保证护士群体的数量能够完成各部门的护理任务。

随着护理模式的发展，合理编配护理人员，主要体现在护士群体的结构比例，包括护理人员的分类比例和质量比例，既要有合理的技术职务结构，又要有合理的学历、年龄结构。

（三）优化组合的原则

优化组合是科学管理的基本要求。医院内有了一定的数量、不同层次结构的护理人员，在编制管理上需要进行人才组织结构优化、合理配置，充分发挥不同年龄段、不同个性护士的特长和潜能，做到优势互补，以最少的投入达到最大效益，同时发挥人力资源的经济效能。

（四）动态调整的原则

随着现代医学的发展，医院内新业务、新技术的开展，仪器设备不断更新，这对各类技术人员的编配都提出了新的要求。因此，医院护理人员的编配要适应医院建设和发展的需要，进行必要的动态调整。

（五）经济效能的原则

由于各级医院的性质、规模不同，服务对象的数量和层次不同，人员编制管理也应根据医院的功能和任务，以及服务成本和社会经济效益，控制不同的护理人员编制标准，选择合适的人去承担所规定的各项任务，做到人员的资历、能力、思想品德与所担负的工作职务相适应。遵循人才管理的原则，要做到量才使用，才能提高医院工作的效率和效益。

二、护理人员的编配

(一) 按卫生部《编制原则》编配

目前,我国医院人员的编配正在进行岗位设置的人事制度改革,但仍以卫生部《综合医院组织编制原则试行草案》([1978]卫医字第1689号文件,以下简称《编制原则》)作为参考,因此,医院护理人员编配,也必须以《编制原则》作为参考。

1. 综合医院人员编制比例。《编制原则》规定,综合医院病床与工作人员之比,按医院的规模和担负的任务分为三类:299张床位以下的按1:(1.3~1.4)计算;300~499张床位的按1:(1.4~1.5)计算;500张床位以上的按1:(1.6~1.7)计算。以上病床数与门诊人次数之比为1:3,门诊人次数每增减100,工作人员则增减5~7人。各类人员的比例为:行政管理和工勤人员占总编制的28%~30%,其中行政管理人员占总编制的8%~10%;卫生技术人员占总编制的70%~72%;在卫生技术人员中,医师、中医师占25%,护理人员占50%,其他卫生技术人员占25%。

2. 护理人员的编配比例。

(1) 病房护理人员配备。以每名护理人员担当的病床工作量计算病房护理人员编制数(表5-1)。

(2) 其他科室护理人员的配备。

1) 急诊室护理人员与床位之比为(1~1.5):100。

2) 婴儿室护理人员与婴儿床之比为1:(3~6)。

3) 注射室护理人员与病床之比为(1.2~1.4):100。

4) 供应室护理人员与病床之比为(2~2.5):100。

5) 观察室护理人员与观察床之比为1:(2~3)。

6) 手术室护理人员与手术台之比为(2~3):1。

7) 助产士与妇产科病床之比为1:(8~10)。

8) ICU护理人员与病床数之比为1:1。

[以上每6名护理人员(助产士)增加替班1名。]

表5-1 每名护理人员担当的病床工作量

分科	日班	小夜班	大夜班
内外妇科	12~14	18~22	34~36
儿科	8~10	14~16	24~26
耳鼻喉科等	14~16	24~26	38~42

注:① 护理人员包括护士和护理员。护士和护理员之比以3:1为宜。
② 表中病房护理人员担当的工作量不包括给药及治疗工作在内,给药及治疗工作每40~50张床位设护士3~4名。

(3) 护理管理人员的配备。各护理单元设护士长,病床多时可设副职。护理部正、副主任(总护士长)及科护士长的配置见后。

3. 护师以上专业技术职务的岗位设置及配置比例。卫生部1985年在试行专业技术职务聘任制中,对聘任护师以上专业技术职务的岗位设置及配备比例做了如下规定:

(1) 一般病房。护师,每15 ~40张床设1名;主管护师,每30 ~40张床设1名;正、副主任护师,在医、教、研任务较重、护理专业技术要求较高,具有3种专业和床位在150张以上的大科设1 ~2名。

(2) 手术室。护师,每2张手术台设1名;主管护师,开展4种以上专科(指普外、骨科、妇产、五官、胸外、脑外、泌尿科等)手术者,每6 ~8张手术台设1名;副主任护师,开展专科手术种类多、技术复杂(如体外循环等)者,8张手术台以上设1名。

(3) 急诊室(科)。因任务、条件不同,以与护士的比例计算。

护师,每5名护士设1名;主管护师,在有内、外、妇、儿等4科以上的综合急诊室,每2 ~3名护师设1名;副主任护师,急诊科设1名。

(4) 门诊各科及其他科室。根据工作任务和所需护理专业技术水平,配备各级护师。

(5) 护理部。主管护师若干名;正、副主任护师1 ~3名。

上述岗位及限额,系根据护理专业的实际工作需要和发展拟订,由于我国高等护理教育近几年才有所发展,具备相应学历要求者甚少。2003年12月教育部、卫生部等六部委已将护理人才列为紧缺人才,正在实施“护理紧缺人才培养培训工程”,将通过多种渠道培养合格人才。

(二) 按实际工作量编配

影响配置医院护理人员的因素很多,应依据医院类别、专科特点、质量要求及其他因素,通过直接或间接的工时测定确定实际工作量,再进一步计算出编制人数和设置比例。但由于护理工作环节多,随机性大,互为条件的复合型劳动多,信息不准确,因而尚无统一的准确计算实际工作量的方法。

1. 进行工时测定直接确定工作量。工时测定即对完成某项工作任务全过程每一环节必须进行的程序和动作所耗费时间的测定。工时测定是确定工作量的最基本方法。例如,口腔护理操作工时测定,是对从做准备到操作完成所耗费的时间进行测定。完成某项工作任务所耗的平均工时,通常以分钟作为计算单位。如某医院完成口腔护理操作所耗的平均工时是5 min。

工时直接测定可按以下步骤进行:

(1) 首先确定被测定的护士能正确地、熟练地掌握测定项目的操作技术与方法。

(2) 列出所测项目全部必需的操作程序。

(3) 测定每一程序所需时间,每步骤所耗工时之和称为总工时。

(4) 根据个人经验或用不同时间反复测定,对所测项目误差的百分比加减。如上午测定值和下午疲劳时的测定值,工时就有一定差距。

(5) 有些操作者因精神紧张等因素而造成误差;病人个体差异也导致所用工时不等。可由数名操作者对同一项目同时操作或不同病人身上多次操作测定工时,取其平均值。

2. 利用已测定的平均工时表(或工时单位表)间接推算劳动量。即利用国家规定的标准工时表或其他单位已测定的工时表进行推算。根据我国分级护理标准要求,计算出的各级病人护理工时为:每名病人一级护理所需时间约 4.5 h,二级护理所需时间约 2.5 h,三级护理所需时间约 0.5 h。利用现成的工时表时,各单位应注意结合实际情况对比、校正。

3. 按工作量计算护理人员编制。目前,多数医院是按分级护理测定各类病人所需护理工时来计算实际工作量的。现简要介绍按工作量计算护理人员的编制方法。

(1) 各类病人所需护理项目及其分类。

根据护理质量标准要求,各类病人所需护理项目可分为直接护理和间接护理两类。

直接护理项目是每日直接为病人提供护理服务的护理活动。如晨间护理、肌内注射、输血、输液、测量体温、脉搏、呼吸等。间接护理项目是指为直接护理做准备的项目,以及沟通协调工作(包括会议、交接班、书写记录等)。例如参加医师查房、护理查房、处理医嘱、输液及注射前的准备工作、领取交换物品、交接班等。

(2) 按工作量计算编制的具体方法。

公式Ⅰ

$$\text{应编护士数}=\frac{\text{各级护理所需时间总和}}{\text{每名护士每天工作时间}}+\text{机动数}$$

实施动态管理时,若有一位病人由三级护理改为一级护理,需增加 4 h 工作量,需增加 0.6 人。一位病人由二级护理改为一级护理,增加 2 h 工作量,需增加 0.3 人。如新收入一位一级护理病人,增加 4.5 h 工作量,需增加 0.7 人。

公式Ⅱ

$$\text{应编护士数}=\frac{\text{病房床位数}\times\text{床位使用率}\times\text{平均护理时间(分)}}{\text{每名护士每日工作时间(分)}}+\text{机动数}$$

机动数一般按 17% ~25% 计算,是对全年法定假日、护士产假、病假等缺勤的补充。

三、影响护理人员编配的因素

护理人员编配受到许多因素的影响,包括护理人员个人和集体的条件、护理人员不同分工方式、卫生资源和管理目标以及社会、自然条件等。主要有:

(一) 承担任务轻重和工作量的大小

不同等级的医院,护理人员所承担的任务和工作量有所不同,三级医院护理人员除了完成符合标准的常规工作量和各项统计指标外,又因经常收治疑难病人、急危重病人和突发事件的抢救任务等而加大工作量；医院整体护理病房的开展，对护理人员的数量和质量提出了更高要求；专科特色的发展和新的诊断治疗、仪器设备使用，也都需要编配专科护理人员。

（二）人员数量和质量因素

工作量的大小与人员数量成正比，随机工作量也要求在保证质量的基础上完成。人员数量固然重要，更重要的是人员素质。在护理人员编配中要合理定编，尽可能用技术、品德、心理素质好的人才，编制少而精，通过培养训练，提高护士的个体素质和集体的工作效率。

（三）人员比例和管理水平

医院内各类人员比例应达到国家规定的医院人员编制要求，否则将直接影响护理工作效果。护理管理者与医院行政、医技、后勤部门相互配合的程度，也影响着医院的管理水平。此外，医院护理人员中，女性占绝对多数，国家有政策要求妇女“五期”受到保护，因此护理人员的假期多，这些因素均应考虑在内。

（四）社会因素和条件差异

医院在社会中的地位和护理服务对象的年龄、文化、经济等条件，都会影响到医院人员编制，护理人员的编设要符合我国社会的实际状况。在不同地区、不同条件的医院，所需的人力也有所不同，医院内装备、布局和自动化设备的先进程度等，也是影响人员编配的因素。

第二节　护理人员分工和排班

医院内护理服务质量与护理人员的分工有着密切的联系。科学的护理分工方式，既能满足病人需要，又能调动每个护理人员的积极性。

一、护理人员的分工

目前，我国医院内护理分工常用按职务分工和按工作任务分工两种。

（一）按职务分工

按职务分工，包括按行政管理职务和技术职务分工。按行政管理职务分工，包括专职护理副院长、护理部正、副主任（总护士长）、科护士长、护士长。按技术职务分工，包括正、副主任护师、主管护师、护师、护士、护理员。这两类职务分工的职责，在1982年卫生部颁布的《医院工作人员职责》中已有明确的规定。

（二）按工作任务分工

按工作任务分工，包括按工作内容分工和工作方式分工。按工作内容分工，如病房护士、监护室护士、门诊护士、手术室护士、供应室护士、营养室护士等。工作方式分工是随着医学发展和护理行政管理的变革，形成六种不同形态的护理方式。

1. 个案护理。是指一名病人所需要的全部护理，由一名护理人员包干来完成。用在ICU、CCU病房、大手术后或危重病人抢救。由于病情复杂、危重对护理需要量大，24小时离不开护士，当班护士需完成病人的全部护理内容。这种特殊需求的护理方式，也称为“特别护理”或“专人护理”。

2. 功能制护理。是指以工作为中心的护理方法，由护士长分配给每个护理人员固定的工作。如主班、治疗、护理、大小夜班等，病人所需要的护理内容是由各班护理人员相互配合共同完成的。每班的岗位职责根据不同等级医院而制订执行。

3. 小组护理。将护理人员分成若干组，每组由一位业务技术和组织能力较强的护士（师）任组长，在组长的策划和小组成员的参与下，提供一组病人的护理服务。小组成员有护师、护士和护理员。小组之间相互合作，负责对本组病人制订护理计划，评估护理效果。小组人员3～4名，负责护理10～20个病情不等的病人。

4. 责任制护理。病人从入院到出院，由一位护士全面负责提供整体性、连续性的护理，这种护理分工方式，适应了医学模式的转变。护士通过病人对疾病所产生的生理、病理、心理变化，收集主客观资料进行详细评估，作出护理诊断，制订护理计划，实施护理内容，最后评价护理效果，即按护理程序工作。我国是在20世纪80年代初期逐步实施责任制护理的。这种护理服务模式体现出以病人为中心的理念，提供整体性、连续性、协调性和个性化的护理。

责任制护理方式，保证了病人与护士间的一种密切联系，护士长可根据责任护士的能力，分配3～8位病人，责任护士直接与医生、其他医务人员和家属沟通，直接参与医疗与护理间的协作，和辅助护士一起完成护理服务。

5. 综合护理。将责任制护理和小组护理融合在一起，由一组护理人员完成对一组病人（8～12位）的护理。综合护理具有责任制护理的自主负责精神，责任护士为组长，负责本组病人的整体护理计划，组内辅助护士执行计划；护士长担任咨询、协调和激励者的角色，负责组织病区内3～4个分工合作的护理小组，以护理程序工作方法，共同完成对本组病人的护理需求。这种护理分工方式是近年来针对责任制护理所需人力和经费耗量大等缺点而开发的。

6. 整体护理。随着护理学的发展，整体护理模式在全国试点并逐步推广，卫生部卫医发[1997]第23号文件中提出“更新观念改革护理模式”，即转变护理观念，改变医院固有的服务模式，实施以病人为中心的服务模式。医院要保证护士编制、护士职责到位和辅助支持系统工作到位，以确保护理人力最大限度地投入到对病人直接护理工作中。

护理职能的拓宽和护理服务水准的提高，对护理人员的职业素质和专业水平提出了新的要求，其服务范围将扩展到病人出院后的持续护理。对于实施“个案管理”的慢性病人、肿瘤或精神病人，护理人员将在“整体人”的健康服务中承担重要的角色。

二、护理人员的排班

病房护士长作为基层护理管理者，为护士排班是其重要职能之一。如何合理安排人力，为病人提供最佳服务，需要根据护理工作任务、专业特点和护理人员的数量及质量，采取不同的排班方式，保证工作的惯性运行并达到工作的最高效能。

（一）排班的原则

1. 排班以病人需要为中心，遵循护理工作24小时不能间断的连续性原则，合理安排各班次的人力衔接。

2. 掌握工作规律，科学合理排班，有利于医疗、护理工作的互不干扰重叠，提高护理工作效率。

3. 保持各班的工作量基本均衡，根据工作量安排不同层次的护理人员，保证不同病人需要的护理时数，使病人得到及时正确的全面照顾。

4. 排班应备机动人员，以供紧急情况下随时调度或选择病人适宜的护理方式。

5. 掌握排班规律性，不任意更换其形态，做到相对固定、分工明确。

（二）排班的种类

排班依照权力的归属可分为3种：

1. 集权式排班。排班者为护理行政管理者，可由护理部或科护士长排班，依其个人主观决定。此种排班优点为管理者掌握全部人力资源情况，可依各部门工作需要，灵活调配人力。缺点是管理者不了解各部门的人力需求，无从发挥部门内的人力所长，影响下属人员对工作的满意度和积极性。

2. 分权式排班。排班者为护士长，采纳部门人员意见进行排班，这是目前最常用的排班方式。其优点是管理者能充分了解自己所在部门的人力需求状况，作出有效安排。缺点是当本部门人力缺乏时，无法调遣其他部门人力。

3. 自我排班。是一种班次固定，由护理人员根据个人需要选择病房护理工作具体班次的方法。此种排班法可较好地满足护理人员的个人需求，充分调动其工作积极性。但这也有问题，因为多数护士更愿意上白班，不愿意上夜班和节假日值班。在这种情况下，护士长应根据病房护理需求和护理人员情况，合理搭配、协调安排。

（三）排班的方法

排班的方法因各医院组织机构、工作目标及管理方式不同而不同，病房护理人员的排班主要根据提供护理的方式来决定的。近些年来随着医院内部管理改革的深化，护理人员的排班，在同一等级医院也不完全一样，现将目前大多数医院护理人员的排班情况介绍如下：

1. 周期性排班法。对24小时内各种班次的上班时间作出规定，然后将各种班次固定轮回,根据单位人力配置情况决定一个周期的时间长度。这种周期性排班能充分利用现有人力,为病人提供连续性照顾,也利于工作人员熟悉排班规律和休假时间。

2. 每日三班制排班法。按照日班、小夜班、大夜班安排,每班8小时,当人员充足时可增加白班力量。

3. 每日两班制排班法。按照日班、夜班安排,每班12小时。

(四)排班的影响因素

根据排班目标和原则,做到科学、合理、公正、有弹性的排班是很不容易的。在实施的过程中,排班受到医院政策、护理人员素质、护理的方式、部门的特殊需求、不同工作时段的特点、排班方法等因素的影响。

第三节 护理人才管理

护理人才管理是医院管理的一个重要组成部分,主要包括护理人才的识别、选聘、培养、考核、奖惩和晋升等内容。

一、护理人才的识别和选聘

(一)医院护理人才的识别

人才从广义上解释,是指具有一定能力和专长的人。护理人才是指具有护理专业科学知识和技能的人,包括具有各层次护理技术职务的人。对于护理人才的识别,必须善于发现,而人才的发现是人才培养、选拔和使用的前提。识别人才是不容易的,作为领导者或管理者,要有求才之心,善于把握人才的本质特征。护理人才可以从三个方面来识别,一是对本专业范围内的专业知识掌握程度,以及运用知识的能力和专业技能水平;二是对本专业以外有关知识的掌握程度,如人文科学、社会科学等;三是学历以及个人的心理、伦理、道德、修养、体质与年龄等基础条件,这对成才起着重要作用。重视培养和鼓励自学成才、在实践中考察其分析问题和解决问题的能力是管理者识才的根本。

(二)医院护理人才的选聘

医院护理人才的选聘,要从医院护理队伍建设的整体出发,不仅要对人才数量进行补充,更重要的是对整个群体结构进行优化。首先,要建立合理的有初、中、高各种水平的人员按一定比例构成的完整结构,在护理学科发展过程中不断调整,使不同水平的人才各尽所能,保持动态的整体结构;其次,要有合理的年龄结构,注意老、中、青结构的合理性,才能使整个护理群体发挥最佳效能;最后,要重视素质因素,特别是对事业的热爱和献身精神,这是做好护理工作的前提和基础。此外,要注意护理群体中的智能因素，各个人运用知识的能力不同，应注意个体之间智能水平的发挥和配合，要相互协调、取长补短。

目前，护理人才都是通过人才市场进行选聘的，初次选用只是用才的开始，要把具备不同知识和能力的人放在不同的能级岗位上进行锻炼，才能真正地选好人、用好人。

二、护理人才的培养和教育

（一）护理人才成长过程的特点

人才培养是人员管理的一大工程，医院人才管理部门要根据医院发展规划，预测医院各级人才的需要，制订相应的培训计划，努力提高人才质量。护理人才的成长除了个人的意志和努力外，还需有组织、有计划的培养。管理者应熟悉人才成长过程的特点，进行有针对性的培养。

1. 实践性。实践是护理人才成长的决定因素。刚从学校毕业的护理人员，所接受的学校教育只是一些护理方面的基础理论知识和短期的临床实践，还需通过反复实践、刻苦学习，才能提高分析问题、解决问题的能力，才能面对不同病人的需要，提供生理、心理、社会等多方面的护理照顾。这个过程需要长期实践才能达到成熟。

2. 晚熟性。护理学是一门实践性、理论性都很强的科学，需要掌握医学基础知识和护理学的理论，以及人文、社会科学等相关学科知识，同时还需经过较长时间的实践，将经验升华，发展成熟。因此，护理人才成长年龄大都相对后移，管理者不要急于求成，注意通过考核及早选拔培养，使之尽早成才。

3. 群体性。任何一所医院都需要建设一支高质量的护理群体，才能适应社会需求和科学发展要求。护理人才的成长，除了个人的努力，也离不开群体环境。医院领导要高度重视护理人才的培养，制订相关政策，激励护理人员，努力创造一种有利于护理人才脱颖而出的良好氛围。只有这样，才能提高护理人员的群体素质。

（二）护理人才培养教育的内容

培养人才和教育人才是使用人才的前提。人才培养要有计划地按比例进行，不同层次的护理人才要有不同的培训要求和内容，结合医院护理人才成长特点，从实际出发，因人施教。

1. 基本功训练。包括基础理论、基本知识、基本技能。基本功训练是护理人才成长的重要阶段，刚毕业的护理人员应抓紧基本功训练，尽快适应工作岗位的需要。

2. 专科理论知识和技能教育。在具有扎实基本功的基础上，对护理人才进行专科定向培养，使其掌握护理专科理论知识和应用技能，及适应现代医院发展所拓展的新业务、新技术，这是培养专科护士采取的有效教育途径。

3. 专业骨干人才培养。在群体轮训培养的基础上，对思想作风好，专业基础扎实、心理素质好、身体健康的护理人才进行专业重点培养，使其成为护理教育、科研的学科带头人。

4. 培养管理人才。专业技术人才和管理人才，是医院发展的两支基本队伍。培养护理行政管理人才的基本要领与技巧，包括管理理论、领导艺术、决策、沟通技巧、经费预算等内容。只有建设一支护理管理队伍，才能不断提高医院科学管理水平。

（三）护理人才培养教育的要求

1. 岗前教育。对新毕业护士进行岗前培训，消除其紧张心理，使其尽快熟悉环境和工作。主要训练内容，包括医院的任务、目标和组织机构、卫生法规、规章制度、医疗文件书写、工作环境、基本技能要求等方面的介绍，可以培训几天，然后安排到医院各部门工作，由资深护师带教辅导，为期1～2个月，使新进人员尽快了解各部门的工作环境和性质，并熟悉其他工作人员，提高临床工作适应能力。

2. 在职教育。此阶段教育，针对不同对象有所区别。

（1）毕业后1～3年的护士。按计划轮转培训，目的是巩固在校所学的基础知识。培训内容应以基本功训练为主，要求能熟练掌握护理学基本技能和疾病护理常规及各项规章制度。

（2）毕业后4～5年的护士。以加强专科理论学习和专科技能训练为主，逐步掌握对重、危、急病人的抢救技能，针对专科病人心理特点，掌握与病人沟通的技巧，实施整体护理。

（3）护师。应使护师具有应用护理新技术、使用新设备的能力以及掌握护理新理论、急救护理的知识，以护理程序的工作方式为病人服务，并指导护生临床实习，进行个案护理，还应要求护师配合科研工作，撰写护理论文。本科毕业的护士，经过1～2年的轮转后，应达到护师的要求，并根据其个人特长，实行专科定向培养，逐步成为精通专科护理的骨干人才。

（4）主管护师以上人员。对中级职务以上的护理人员进行继续教育，以授予学分的形式，不断补充更新知识和掌握新技能，完善知识结构，培养创新能力，使其成为临床护理的中坚力量。同时，主管护师以上人员还应参加护理教学和科研工作，促进护理学科发展。

（四）护理人才培养与教育途径

1. 医院科室轮转。护理部制订计划，护理人员在内、外、妇、儿等主要科室进行分期分批轮转，并进行严格的考核。通过实践，扩大业务知识面，掌握各专科技能，提高专科护理工作的适应能力。

2. 在职提高。针对不同对象，指定学习内容，提出具体要求，加强督促检查，确保学习效果。通过床边教学、护理查房、病例讨论等方法，在实践工作中培养、提高实际工作能力。

3. 学术活动。通过参加学术讲座和学术会议，了解护理学科新进展和掌握护理新理论，并交流个人心得，促进护理群体水平的提高。

4. 各种培训班。针对某一专题，开展集理论、操作于一体的短期培训，如急救护理、整体护理、护士长管理学习班，也可根据医院任务的需求，举办半脱产或业余外语学习班，提高外语水平，加强国际交往与协作。

5. 进修提高。包括国内外进修或参观、学术交流等，也是护理人员继续教育的方法之一。

6. 学历教育。医院应积极鼓励中专毕业的护士参加成人高考或自考，以获得大专或本科教育的学历，另外，应积极支持本科护师攻读研究生，培养临床护理专家。

对护理人才的培养教育途径和方法很多，管理者应组织不同类别的护理人员接受教育。

三、护理人才的考核与晋升

护理人才考核是对其工作表现和业务理论水平及技术操作能力等方面的综合评价。护理人才培养选拔、技术职务资格的评定、聘任使用、奖惩晋升等，既是人事管理的重要内容，也是选人、用人的重要依据。

（一）医院护理人才考核原则

1. 全面考核的原则。对各级护理人员技术职务的资格评审和聘任，都必须从政治上和业务上全面考核，包括政治思想、道德品质、工作态度和专业知识水平、专业技术能力。

2. 公平和标准的原则。考核标准是管理者实施控制的指南，针对护理人才的知识、技能和态度，制定客观化考核标准，作出定性或定量的要求，并体现不同层次的人才考核不一样的标准，以保证考核质量。在考核过程中，尽量排除考核者的主观因素和个人臆断，按考核程序进行，避免偏差，做到实事求是，公平、公正、客观。

3. 工作实绩为主的原则。业务技术水平和工作实绩，是人才综合能力的反映，它包括工作质量和数量。护理人才的业务技术水平和实际工作成绩，体现在护理活动过程之中，对其考核应包括人员素质、护理行为和护理工作效果，从德、能、勤、绩四个方面进行考核，尤其以工作实绩为主。

4. 考核经常化的原则。正确客观评价护理人才，不是靠一两次的考核作出决定的，而是应该把考核工作经常化，采取定期与不定期相结合；日常和随机相结合；口头和书面相结合；直接和间接相结合；重点和全面相结合；在平时考核的基础上，择期作一次综合指标考核，这样做既使考核管理制度化，同时又能做到准确、合理评价。

5. 反馈调整的原则。将规定的评判标准、考核要求、考核内容、考核时间、考核结果汇总，并向医院人事部门、护理主管部门和考核对象提供反馈信息，评定被考核者与所任职务的要求是否存在差距或不足之处，以便调整培养计划，为提高护理人才培养质量提供依据。

（二）护理人才的考核方法

1. 自我鉴定法。被考核者根据其职级要求对自己作一评价，提供本人在业务水平和技术操作方面的各种依据，如书面总结、发表的论文、聘书、奖状等。

2. 考试考查法。通过笔试和口试，考核护理人才掌握专业理论知识、专业技能和外语水平等方面的程度。优点是标准统一、公平合理。缺点是不能反映其实际工作能力。

3. 同行评议法。征求有关人员对考核对象的意见，进行分析讨论，对被考核者作出综合评价。

4. 臆断考核法。此类考核法属护理人才考核中常用的评估法，即考核者凭个人判断对被考核者的能力、表现及实际工作绩效进行评定。优点是简单易行，缺点是主观片面、不公平合理。

5. 评分法。将护理同一岗位的工作实绩设计为不同的分数和等级，由考核者对被考核者评出不同的分数或等级。优点为容易测量，省时省力。缺点为常有些被考核的项目，无法区分等级。

6. 目标定量考核法。管理者和下属人员共同制订工作和行为目标，并运用量化指标，对各项考核指标进行计算，根据积分高低来评价其工作情况，双方定期讨论，修正完善目标和达标数据。优点是被考核者共同参与制定和修改目标，能激励自我，并以目标要求评价，是比较科学合理的考核方法。

（三）护理人才的任职和晋升

根据我国职改文件的规定，目前医院实行专业技术职务聘任制，实行四级职务分类，护理系列包括主任护师、副主任护师、主管护师、护师（士）。文件明确了各级人员的职责和任职条件。根据卫生部、人事部卫人发[2001]164 号文件规定，2001 年 6 月 11 日后不再进行卫生系列初、中级专业技术资格的初定和评审工作，将统一参加人事部、卫生部组织的卫生专业技术资格考试。高级专业技术资格仍实行考－评结合的晋升制度。

1. 各级护理专业技术职务聘任条件。

（1）护士任职条件。

1）护理中专毕业、见习期满考核成绩合格、通过卫生专业技术资格考试。

2）了解本专业基础理论，具有一定专业知识和技能。

3）在上级护师指导下，能胜任基础护理工作和一般的技术操作。

（2）护师任职条件。

1）护理中专毕业，从事护士工作 5 ~ 7 年，考核符合要求者；大学专科毕业见习 1 年期满后从事护士工作 2 年以上；大学本科毕业见习 1 年期满；取得硕士学位，经考核能胜任护师工作者。

2）熟悉本专业的基础理论，具有一定的专业知识和技能。

3）能独立处理本专业常见的专业技术问题和具有开展以病人为中心的整体护理能力。

4）借助工具书，阅读一种外文专业书刊。

（3）主管护师任职条件。

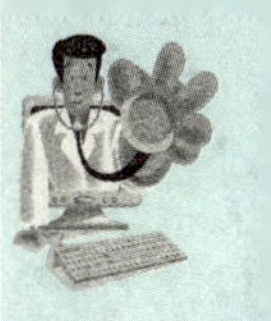

1）护理大专毕业，从事护师工作5年以上；大学本科毕业从事护师工作4年以上；护理专业硕士毕业，担任护师工作2年以上；取得博士学位经考核能胜任主管护师者。

2）熟悉本专业的基础理论，具有较系统的专业技能，能处理较复杂的专业技术问题，能对下一级护理人员进行业务指导。

3）具有一定水平的科研论文或经验总结。

4）能较顺利地阅读一种外文专业书刊。

（4）正副主任护师。

1）具有大学本科以上学历，主任护师须从事副主任护师工作5年以上，副主任护师须从事主管护师工作5年以上，博士学位从事主管护师工作2年以上。

2）熟悉医学基础理论，精通护理专业知识，掌握护理专业国内外发展趋势及新技术信息。

3）能够处理本专业复杂疑难护理问题，具有组织重大临床抢救和特殊护理能力，并进行护理查房，指导下级护理人员以护理程序进行工作，可根据病人需要决定护理服务模式。

4）主任护师具有独立开展护理课题研究能力，为本专业的学术、技术带头人。

5）能顺利阅读一种外文专业书刊。

2. 各级护理行政职务任职条件。根据卫生部颁发的《综合医院分级管理标准（试行草案）》中护理管理标准规定，一、二、三级医院的护理行政职务任职条件简述如下：一级医院设总护士长、护士长，二级医院设护理部主任（总护士长）、科护士长、护士长，三级医院设护理部主任、科护士长、护士长。各级管理人员都应具备相应的技术职务资格，精通护理专业理论和技术，有丰富的护理管理经验和组织能力。

单元小结

护理人员是各级各类医疗卫生机构卫生技术人员的主体。护理人力资源管理包括护理人员合理编配、选择聘用、培训教育、考核奖惩、技术职务晋升及制定相关人事政策等内容。护理人员的编配必须要适应医院服务目标，进行合理配置和科学分工，并不断进行动态调整、优化组合，做到人尽其才、才尽其用，要按照我国医院分级管理标准，合理编配我国各级各类医院的护理人员；也可按实际工作量进行编配。护理人员的科学分工与护理服务质量密切相关，目前我国医院内护理分工常采用按职务分工和按工作任务分工两种；各护理单元护士长应做好本护理单元护士的排班工作。护理人才管理首先要按编配原则和用人标准，做好人才的选择和聘用工作；在使用过程中，要进行经常性教育和有针对性的多形式、多途径培养；建立科学的考核评价方法和奖罚制度，为各级护理人员专业技术职务和行政职务的晋升、聘用创造条件，充分调动护理人员的积极性，共同实现组织目标。

关键术语

人才　护理人才　护理人力资源管理　人员编配　护理人员分工　护理人员排班　基本功训练　岗前教育　在职教育　护理方式　护理人员专业技术职务

复习思考题

1. 护理人力资源管理有何重要意义?
2. 护理人员编配有哪些重要的原则和方法?
3. 影响护理人员编配的因素有哪些?
4. 护理人员排班的方法和原则是什么?
5. 如何识别、选用和培养护理人才?

阅读材料

以下是某县一所二级综合医院的背景材料:

1. 管理现状

(1) 医院基本概况:开设病床860张,分为24个护理单元;每天门(急)诊2 100人(次),住院760人(次),病床使用率88.3%。

(2) 护理队伍:全院共有护士304人,其中本科学历15人,大专学历107人,中专学历182人;副主任护师5人,主管护师56人,护师93人,护士102人,未定级护士48人。每年虽有少量护士派出进修提高,但鼓励护士在职学习提高的激励机制尚未形成。

(3) 护理服务质量:一级护理合格率82%,特级护理合格率79%,年压疮发生2例,每百床护理严重差错发生率1%;病人及病人家属满意度76%。

2. 分析思考的问题

(1) 影响该院护理质量的主要因素有哪些?

(2) 提出加强该院护理队伍建设应采取的主要措施。

第六单元
领 导 工 作

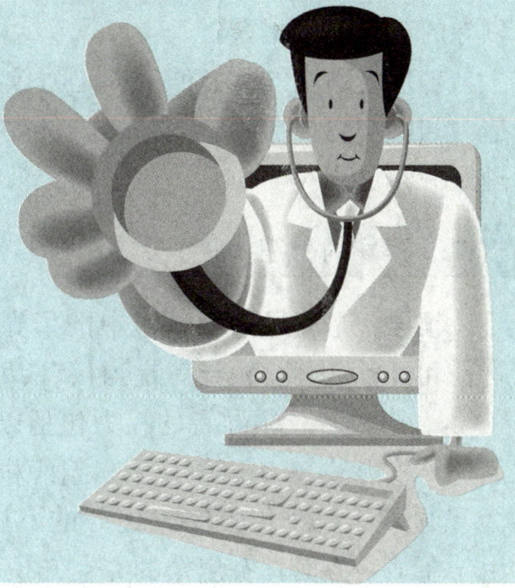

学习要点

领导的主要特征;领导者应具备的素质;培养和提高领导者素质的措施;领导理论的主要内容;激励的作用;冲突的概念和分类;产生冲突的原因及处理策略;提高领导者影响力的方法。

领导工作是管理的职能之一。由于领导职能在管理活动的有效性方面起重要作用,有关领导的理论受到了广泛的关注,逐步形成了专门的研究领域。领导问题是多层次的社会现象,一个组织要取得成功并生存下去,就需要有效的领导。研究领导的目的在于选拔和培养优秀的领导,促进组织效率的提高。

第一节 概 述

领导和管理密切相关。领导的目标是通过影响下属来实现组织目标。为了使组织取得成效,每个护理管理者都应努力争取成为一名好的领导者。

一、领导的概念和特征

(一) 领导的概念

领导是一个对组织(或群体)内的部门或个人的行为施加影响,以引导完成组织目标的活动过程。

关于领导一词,历来有不同解释。大多数学者认同领导是一种行为和影响力,这种行为和影响力可以引导和激励人们去实现组织目标。

领导与管理有联系也有区别。领导是管理的一个重要职能，是管理的高级形式，领导的重点对象是人。

护理管理中的领导职能即是将领导过程应用于护理工作中，是护理领导者运用创造力和影响力引导和影响护理人员的行为，共同实现护理目标，为病人提供高质量护理服务的过程。

（二）领导的特征

领导者是领导活动过程中的指导者、指挥者和组织者。领导者拥有法定的权力、责任和义务，因此，领导者是当权者、负责人和服务员。

1. 当权者。领导者的权力包括以下五个方面：① 强制权。在特殊情况下，可以运用这种权力。② 法定权。来自组织机构正式授予的法定地位，具有一定的职权范围。③ 奖励权。对于积极完成任务的下属，适当给予精神奖励和物质奖励。④ 专长权。由于在某一方面具有出众的专业知识和特殊技能，而具有指导权和影响力。⑤ 个人影响权。由于领导者德高望重而具有对下属的感召力和影响力。

2. 负责人。一个组织或团体的领导者，肩负着一定的责任。领导者的责任，主要包括以下内容：① 政治责任。领导者必须认真执行国家的有关方针、政策。② 工作责任。领导者必须为组织或团体指引理想的发展方向，制定可行的计划，采取有效的措施，建立良好的工作秩序，协调内部和外部关系，合理地利用人、财、物等资源，获得最佳的经济效益和社会效益。③ 法律责任。领导者必须在国家法律、法令和各级政府的法规、条例允许的范围内工作。

3. 服务员。领导者应为被领导者的利益服务。

二、领导者的素质

领导者的素质是指领导者具有的内在因素、基质和基本条件，是提升工作方法与艺术的基础。领导素质包括政治素质、业务素质、心理素质、生理素质等多种因素。这些因素的相互作用、相互融合，体现和决定着领导者的才能、领导水平、领导艺术、工作绩效。

（一）领导者素质的构成和作用

1. 政治素质。是领导者对其所从事的事业所抱的态度和所持有的立场，是领导者素质中最基本、最重要的因素。领导要有较强的事业心和责任感，有献身精神，能够做到公正廉洁、忠诚积极、不谋私利和小团体的利益，全心全意为人民服务，要能够以身作则，树立“领导就是服务”的思想观念，以实际行动来影响和团结群众，自觉地接受群众监督；不断提高自己的政治思想修养和道德品质。

2. 业务素质。是领导者对本职工作熟悉的程度。领导者业务素质水平，不但直接影响和决定着领导素质，而且也直接影响着领导工作与领导艺术，如果对本职工作不熟悉，从事领导活动将可能办错事、说错话，严重影响领导绩效。护理领导者不仅要具备医学、护理学的知识，还要具备现代管理科学知识及与管理有关的社会科学知识和人文科学知识，对护理工作中提出的问题、项目、方案能够进行评估、选择和指导。护理领导者需具有广博的业务知识，才能适应日趋复杂的综合性的领导工作。

3. 心理素质。领导者要有健康的、优良的心理状态。各级护理领导者面临的管理对象和管理环境十分复杂，常要应付来自各方面的压力。这就要求护理领导者具有良好的心理素质，既要经得住荣誉、地位、利益和各种诱惑的考验，更要经受得住各种挫折的考验。

4. 生理素质。即领导者身体健康状况，能否以旺盛的精力和饱满的热情处理繁重的工作。如果身体状况不佳，长期承担繁重的工作就会有力不从心之感，在第一线工作的护理领导者，领导活动频繁，脑子要想，眼睛要看，嘴里要讲，手脚不得休闲，没有健康的身体是不能适应的。

（二）培养和提高领导者素质的途径

1. 提高整体素质。这是抓根本、打基础的工作，也是长期、艰巨的过程，整体素质包括内容甚多，相互之间联系密切，共同影响，需要领导者付出艰巨的努力。

2. 刻苦学习。认真读书、刻苦学习是提高领导者素质的重要途径。无论政治素质、业务素质、心理素质、文化素质均需要努力学习才能获得提高，所以一个优秀的领导者，要提高领导工作水平，就要养成爱学习、爱读书的兴趣与良好习惯，刻苦学习科学文化、业务本领，加强政治思想道德修养。

3. 认真实践。实践本质上是一种特殊意义的学习，领导者的素质、工作方法和艺术水平以及领导才能，无一不是需要在实践中培养、锻炼和成长的。例如，开会是领导活动中最普通的一项，但要开好一个会，就需要认真准备，包括写出报告、提出措施，还要开出好的气氛、好的效果，这就需要不断实践、不断提高。

4. 发挥集体智慧。如果群体素质优良，有利于领导者个体素质的提高和发挥。例如，要开好一个学术会议，集中群众智慧做好准备，并使主持人、报告人、总结人协同一致，会议一定成功，可以使群众形成最佳的合力和凝聚力。

三、领导者的才能

每一个能够出色完成组织目标的群体或组织，都有一些有领导才能、精通领导艺术的人作为领导者。领导者通过领导活动表现出其特点与才能。一般来说，领导活动可以分为三个过程：即认识过程、决策与组织过程、激励过程，三者相互联系、相互作用，共同构成完整的领导活动系统。

（一）认识过程中的领导才能

认识过程中的领导才能既包括敏锐的观察能力，又包括牢固的记忆能力、稳定的注意能力和深刻而完备的思维能力。

1. 观察能力。是一种有目的、有计划、有组织的知觉。由于领导者的素质不同，领导者的观察能力也有强弱之分,这将直接影响其对客观事物认识的范围和程度。良好的观察能力,应包括观察的全面性、客观性与敏锐性。

2. 注意能力。是认知事物的基本保证。领导者应具有注意的稳定性、集中性、广阔性,能够及时收集信息,了解基本情况。

3. 记忆能力。领导者应具有记忆的敏捷性、准确性、持久性。

4. 思维能力。是认识的高级阶段,是对已有的知识进行推断和解决问题的过程,包括分析、综合、比较、概括等环节,其基本形式是概念、判断和推理。领导者的思维能力,应具有广阔性、精确性、敏捷性、灵活性、逻辑性、深刻性、创造性等。思维能力在领导活动中具有重要作用,它是领导者分析问题、解决问题、进行科学决策的重要前提条件,是领导者创造性地工作、不断开拓前进的首要因素。

(二)决策与组织过程中的领导才能

领导者进行认识的目的,在于实现决策与组织的高效运转。决策与组织过程,主要表现领导者的决策能力、指挥协调能力、人才开发与管理能力、宣传发动能力、创新能力和感召力等。

1. 决策能力。是指制定政策和方案以及决断的能力,它是实施领导活动的主要职能。

2. 指挥协调能力。决策是组织管理的核心,但决策的实施有赖于领导者的指挥和协调能力,指挥是领导者依靠权威指使下属从事某种活动的领导职能;协调能力是在领导过程中加强各方面配合,使群体达到协调一致的能力。

3. 人才开发与管理能力。领导者要善于发现人才、培养人才,将各种人才安排在适当的岗位,做到人尽其才、才尽其用,激发组织成员的积极性和创造性,提高领导绩效。

4. 宣传发动能力。领导者具有较强的宣传、教育、发动能力,就会统一思想、鼓舞士气,激发下属的热情和献身精神,为实现组织目标奠定必要的基础。

5. 创新能力。领导者运用已有的知识经验,按照新的设想,分析和解决问题。创新能力是由创造性思维与创造性想象构成的,良好的智力品质是创新能力的基础。

6. 感召力。这种影响力是建立在下属对领导崇敬、信服的基础上的,它产生的影响远比权力影响要广泛和深远。领导者的威信主要通过领导者的品格、能力、知识和情感等因素来提高,同时领导者要以身作则,才能具有强大的感召力。

(三)激励过程中的领导才能

激励过程是领导活动的动力系统,激励就是领导者根据被领导者的需要激发其动机,使之产生内在动力,朝向所期望的目标前进的过程,它属于领导活动的驱动系统,其目的在于充分调动人的积极性,因而成为领导的主要工作方法之一。

激励从发生到完成主要经过以下阶段:① 了解需要。领导者要认真把握被领导者的需要,这对于激发其合理动机、导致积极行为是十分必要的。② 目标协调。领导者在实施组织目标的过程中,设立分目标并明确个人目标,激发其责任感,发挥个人潜力。③ 强化激励。强化的方法可采取设置目标法，即确定较高的目标和期望，极大地激发其动机。

激励可采取渐进法和反馈法。① 渐进法。即把复杂的行为过程分解成许多阶段，逐步完成，增强完成任务的信心，便于看到自己成果，焕发工作热情。② 反馈法。及时反馈信息，使下属了解自己的行为结果，增强工作信心，不断改进工作。

第二节 领导理论

西方管理学对领导理论有较多研究，如领导者特质、领导行为、领导过程中的情景因素研究等，都试图找到进行有效领导的途径。这些研究为领导工作提供了一定的借鉴。

一、特征理论

领导者的作用表现在思想上、工作上的态度和行为，及所采取的方法和形式。管理学家们一般认为，领导者的作风有三种：

（一）权威型（或命令型、专制型、独裁型）领导方式

领导者运用其个人具有的职权、影响力制定决策，运用奖励、责罚等方法促使下属实现组织目标，并由领导者监督执行，即集大权于自身，一切由领导决定，下级只能执行。

（二）民主参与型领导方式

权力定位于群体，成员知识、技能比较成熟，能参与决策，通过集体讨论，在一定范围内可以由群众决定工作内容和方法。这种方式可以采用许多形式，如有的领导者将要解决的问题告知下属成员，运用民主方式，鼓励员工共同参与，提出构思意见，制订目标与计划；有的领导者首先提出初步决策方针，征求员工意见，由领导者作最后决策。以上领导方式，使员工能感受到被委托，在组织内具有参与决策的责任。护理领导者在制定护理技术改革、教学及科研计划时，采用民主参与型领导方式较为适宜，目前广为使用。

（三）自由放任型（允许型）领导方式

领导者很少运用权力，而把权力定位于成员，给下属高度的独立自主权，允许其制订计划、决策及推行工作，领导者只布置任务及提供资料，很少参与指导、协调、监督、检查等职责，对知识、技能成熟，能制定决策、执行任务、能自我指挥与控制的少数具有专家水准的专业人员可以适当采用这种领导方式。

以上三种领导方式，经过多年实践研究证明，任何一种领导方式的运用都取决于

环境情况,即需因人、因事、因地、因时而异,三种领导方式各有其特点,领导者应根据以下几方面因素来选用不同的方式:① 工作的优先性、紧迫性。② 工作的难易度及复杂性。③ 员工的条件,如知识、经验、技能、素质等。④ 领导者的条件,如经验、价值观、文化背景、个性、能力等。

二、行为理论

管理学家通过研究认为:领导者在领导过程中有两种不同的行为模式。一种是"以人为本",重视工作中的人际关系,重视人的个性与需求,帮助下属解决问题,积极促进职工间的协作与团结。另一种是"组织为本",重视工作中的生产与技术,将下属视为实现组织目标的工具,只要求生产任务的完成。根据领导行为提出的理论较多,现简要介绍两种具有代表性的理论。

(一)四分图理论

管理学家经过大量调查分析后认为,领导行为可以概括为"工作行为"和"关系行为"两类。可以采用四分图方法来衡量考察领导行为、评定领导类型(图 6－1)。

"工作行为"包括组织设计,职责任务的划分,规章制度的制订,确定工作目标等。

"关系行为"包括相互信任,尊重下属,重视下属的各种需求等。

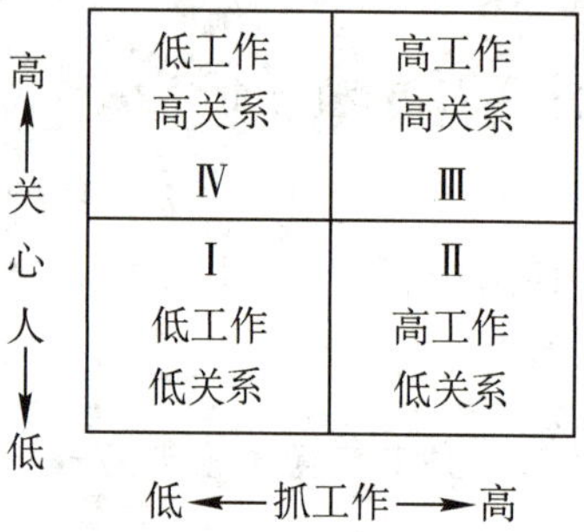

图 6－1　领导行为四分图

按四分图理论,领导行为模式可分为:① 低工作、低关系。领导者对工作及人际关系均不关心,此种领导效果差,上下级均不满意。② 高工作、低关系。领导者对工作任务关心,不重视人际关系,此种领导效果上级满意,下级不满意。③ 高工作、高关系。领导者对工作及人际关系均重视,此种领导效果最佳,上下级均满意。④ 低工作、高关系。领导者重视与下属之间的相互信任、尊重与合作,对工作任务重视较差,此种领导上级不满意,下级满意。

(二)生命周期理论

生命周期理论认为,领导者的行为要与下属的成熟度相适应,随着下属的成熟度逐步提高,领导行为也应相应改变。每个人均由"不成熟→初步成熟→比较成熟→成熟",经过四个阶段渐进的发展过程。因此,领导的行为方式随着下属成熟度的不同阶段而改变,则会取得良好的领导效果。不成熟至成熟阶段发展过程如图 6－2 所示。

根据下属成熟度,领导方式采用四分图方法,用"工作行为"和"关系行为"两种变动因素衡量,对不同成熟程度的下属,采取不同的领导方式,才能有效地领导。领导者对成熟的下属,采取高度信任、充分授权,人尽其才,才尽其用;对不成熟的下属采取指令性工作,并加以指导、督促、检查。

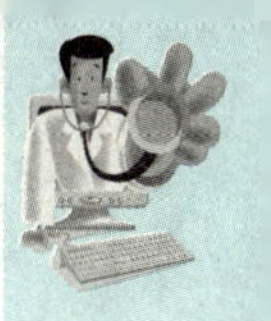

不成熟	（连续体）	成熟
被动	→	主动
依赖	→	独立
办法少	→	办法多
兴趣淡漠	→	兴趣浓厚
目光短浅	→	目光远大
从属职位	→	重要职位
缺乏自知之明	→	有自知之明
不能自我控制	→	能自我控制

图 6－2 从不成熟到成熟的发展过程

三、权变理论

为了确定领导方式与情景因素的相应调整，费德勒经过多年研究提出了“有效领导权变模式”，他认为任何领导方式均可能有效，关键要与环境条件相适应。他提出影响领导效果的三方面情景因素：

1. 领导者与被领导者之间的关系。指下属对领导者的信任、尊重、喜爱、忠诚和愿意追随的程度，及领导者对被领导者的吸引力。如果双方高度信任、互相支持，则相互关系好，否则相反。

2. 工作任务结构。指下属承担的工作任务明确程度。

3. 领导者职权。指与领导者职位相关联的正式权力及其在组织中从上到下所获得的支持程序。

根据这三方面因素的情况，领导者所处环境从最有利到最不利，共分为 8 种情景（表 6－1）。

表 6－1 有效领导权变模式分析

	对领导的有利性	有利			中间状态				不利
情景	领导者与被领导者的关系	好	好	好	好	差	差	差	差
	工作任务结构	明确	明确	不明确	不明确	明确	明确	不明确	不明确
	领导者职权	强	弱	强	弱	强	弱	强	弱
领导方式		指令型			宽容型		—	—	指令型

费德勒认为，不存在一种最佳的领导方式，在一定的情景下某种领导方式可能起最好效果。如在领导者处于最有利和最不利的情况下，采用“以任务为中心”的指令型领导方式为好；在领导者处于中间状态的情景下，采用“以人为中心”的宽容型领导方式为好。

有关领导理论的论述，中国老一辈无产阶级革命家在领导中国革命和建设的过程中，表现了高超的领导艺术，创造了一整套关于领导方法和工作方法的科学理论，如调查研究、实事求是、一切从实际出发、具体情况具体分析、善于抓住复杂事物中的主要矛盾、学会“弹钢琴”、领导和群众相结合、从群众中来到群众中去等，均提出和阐述了领导工作的概念、原理、方法和原则，这对于领导中国的现代化建设仍具有重要的指导意义。

第三节 激励理论及其应用

激励是现代管理的核心问题。激励指激发人的动力，使人产生一种内驱力，朝向所期望的目标前进的心理与行为过程。研究激励问题，实质上是探讨人的行为动力，即探讨如何有效地调动人的积极性的问题。

一、激励理论

管理学家、心理学家和社会学家们多年来从不同角度研究了如何激励人的问题，并提出了许多激励理论。

（一）需求层次理论

美国心理学家马斯洛提出的需要层次理论认为，人类的需求是以多层次的形式出现的，由低级的生理需求开始逐级向上发展到高级的社会需求。他认为人的基本需要可以归纳为五类层次。

1. 生理需求。是人类的基本需要，饥有食品、渴有饮水、寒暑有衣服和庇护所，生病有药物治疗等，这些是最基本的需要。

2. 安定和安全的需求。要求劳动安全、职业安全、生活稳定，希望未来有生活保障、社会保险等。

3. 社交和情感的需求。又称归属与相爱需要。希望得到友谊、信任、爱情，渴望有所归属，成为群体的一员。

4. 自尊与受人尊重的需求。包括渴望有实力、成就、适应性（能胜任工作），渴望独立与自由，渴望名誉和声誉，即受人尊重、赏识和注意。

5. 自我实现的需求。指希望完成与自己能力相称的工作，使自己的潜在能力得到充分发挥，有所成就，达到自我期望的人。

马斯洛认为，人类行为由上述五大类需要所驱动，而这些需要又是分层次由低级到高级发展并依次提高的。同一时期可能同时存在几种需要，但其中总有一种需要是占支配地位的。当需要得到满足以后，就不再显示激励的力量，只有未满足需要时才对人起激励作用。

护理管理者应尽量创造条件，满足护士不同层次的需求，并针对性地找出相应的激励因素，采取相应的管理制度和措施，以引导和控制护士行为，实现护理部门目标和组织目标。借鉴运用需要层次理论时，要注意在充分重视个人需求的同时，应强调个人需求要与国家、集体利益相一致，以个人利益服从国家利益为前提。

（二）双因素理论

继“需要层次理论”之后，美国心理学家赫茨伯格提出了“激励－保健因素”理论，简称为“双因素”理论。赫茨伯格及其同事在进行工作满意度方面的调查基础上，提出了双因素理论。其基本要点为：

组织中影响人积极性的因素可按其激励功能的不同，分为激励因素和保健因素两大类。激励因素指那些可以使人感到满足的积极因素，保健因素指那些能预防职工产生不满和消极情绪的因素。

在调查时，赫茨伯格发现，在工作中人们感到满意和不满意的因素是很不相同的。感到满意的因素往往与工作本身的特点和工作内容有关，如成就、赏识、工作本身的特点、责任感、提升和发展等因素。这些因素能对职工产生直接的激励作用，因而称之为激励因素。人们感到不满意的因素往往与工作环境或外部因素有关，如单位政策与行政管理、监督、与主管领导的关系、工作条件、薪金、同事关系、个人或家庭因素、与下属的关系、地位以及工作安全保障等。如果缺少这类因素会引起不满和消极情绪，如改进则能预防和消除职工的不满，与卫生保健对身体健康所起的作用相似，因而称为保健因素。

因两种因素在激励功能上有差别，赫茨伯格认为，调动积极性主要应用激励因素，即使人们对工作产生感情，从工作本身来调动人的内在积极性；改善保健因素不能直接对人产生激励，即使有作用也只会暂时提高对工作的满意程度，其效果十分有限。

“双因素”理论为激发职工的工作动机提供了新思路：① 管理者若想持久而高效地激励职工，必须改进职工的工作内容，进行工作任务再设计，从而使职工能从中感到责任和成就。此外，还须经常给予职工表扬和赏识，使之感到受人重视和尊重，应为职工设计出具有内在兴趣的工作任务，实行工作多样化。② 不应忽视保健因素，否则职工会不满和反抗。赫氏认为没有必要过分地改善保健因素，因为这样做充其量只能消除职工的不满情绪，不能直接提高工作积极性和工作效率。③ 具体应用时不可将两因素作绝对化的理解，因为激励因素也有保健作用，保健因素同样也含有激励作用。保健因素和激励因素是可以转化的，不是一成不变的。因此，有效的管理还在于力求化保健因素为激励因素。

（三）期望理论

期望理论是美国心理学家弗罗姆提出来的。此理论认为，当人们需要，又有达到目标的可能，其积极性才能高。激励水平取决于期望值和效价的乘积。用公式表示是：

$$动机水平 = 期望值 \times 效价$$

动机水平即激励程度，反映一个人工作积极性的高低和持久程度；期望是指人们对某一行为导致的期望目标或结果之可能性大小的判断，即数学上的主观概率，数值在0到1之间。期望分为两类:① 达到一定工作成绩的可能性。② 达到成绩后获取适当报酬的可能性。效价则是指人们对所期望目标的重视程度或评价程度,即主观认为目标能够满足自己需要的程度。

期望理论在管理实践中产生了重大的影响。作为一种分析工具,它能使管理者明确了解职工的积极性是否已被充分调动,若没有充分调动,应找出原因。若想有效地激发职工工作动机,必须正确处理好三种关系:① 努力与工作成绩的关系。人们通过努力有较大可能获得好成绩,也即期望值较高时,就会信心十足地去做好工作。② 工作成绩与奖酬的关系。即职工作出的成绩和期望得到的奖酬之间的关联性。对此,管理者应制定出按劳分配的工资和奖励制度,使职工多劳多得,并保持奖励政策稳定。③ 奖酬与满足需要的关系。任何奖酬只有对人产生足够大的吸引力时才会激发积极性。奖励相同,不同的人所体验到的“效价”可能不同,因此奖励要因人而异,内容丰富,形式多样。这样才能最大限度地调动职工的积极性。

不同类型的激励理论各有其侧重面,所以没有一种单一的激励方法能最大限度地增加职工的工作成绩和满意感。有关激励因素的各种观点使我们增长了激励的知识与能力,应结合实际情况加以应用。

二、激励及其过程

(一) 激励的概念

激励是激发、鼓励的意思,即通过激发人的动机,使其发挥内在潜力,为实现组织目标而努力工作的过程。将激励这一概念运用到管理中,就是通常所说的调动和发挥人的积极性。

(二) 激励的作用

每个人都需自我激励,需要得到来自同事、团体、组织方面的激励和相互之间的激励。作为管理者,更需要对全体成员不断进行激励。激励是行为的键钮,按动什么样的键钮就会产生什么样的行为。

激励是管理职能中最重要的部分,也是最关键和最难实现的职能。因为人力资源,特别是人的内在潜力是否充分被利用,至今无法精确地预测、计划和控制,而且大多数管理人员与领导者常常在出现困难时,不能首先想到在他们周围有如此巨大的能力未被开发和利用,而是认为技术需要改进。人的工作绩效取决于他们的能力和积极性,激发了人的工作积极性,就可以充分发挥其工作的主动性、创造性,更好地实现组织目标。

(三) 激励的过程

1. 人的行为的共同特征。人的行为是人们日常生活中所表现出来的一系列举止、动作,包括人的欲望、动机、意志、态度和情感等在行动上的表现。人的行为虽然千差万别、千变万化，但都具有以下共同之处：① 人的行为是自己发动的。② 任何一种行为都有其起因，即以未满足的需要为基础。③ 人的行为不但有起因，而且有目标。④ 行为指向的目标没有达到以前，行为不会终止，但可能会改变行为方式，继续向目标进行。⑤ 人的行为具有可塑性，经过学习和训练可以改变行为方式。

2. 激励过程模式。人的行为共同特征说明，人的行为均为达到一定的目的和目标而存在，这种行为又是围绕着满足需求的欲望进行的。因此，没有得到满足的需求是调动积极性的起点，是引起一系列导向行为的初始动机，因为未得到满足的需求会造成个人内心紧张，导致个人采取某种行为以满足需求，以此来解除或减轻其紧张程度。目标达到时，需求满足，激励过程亦告完成。如果目标没达到而受到挫折，会相应采取积极行为或消极行为，继续影响目标的实现。

三、激励理论在护理管理中的应用

激励的方式是否有效，常取决于管理者是否找出了能够激发下属积极工作的动机。有效的激励技巧只能在护理管理工作中不断实践，不断提高。现举两例说明激励理论在护理管理实践中的应用。

（一）安排不受欢迎的工作

任何机构中都有一些必须做的、不受欢迎的工作。有一种常见的倾向就是把这些“坏”工作或称“苦活儿”分配给工作表现好的职工，以保证这些工作能正确、及时完成。然而这种方法易使表现好的工作人员产生“不受欢迎的工作即为工作表现好的报酬”的印象。短期内，他们会把它当做一种不幸运而接受下来，而从长远看，这种方法只能降低表现好的职工的积极性，并增加他们的不满意感。让工作人员自己选择才是一种好的方法，当职工自觉接受并及时完成不受欢迎的工作任务后，应及时给予奖励。如果不受欢迎的工作总是让工作表现不好的职工去做也须十分小心，因为总是感到受惩罚，也会损害这些人的激励感。如果因某些人能把这些不受欢迎的工作做好而总是被分配做这种工作，会产生不公平感；而把不受欢迎的工作有规律地轮流做，不公平感便不易产生。

（二）工作任务的设计

工作任务设计是指为了有效地达到组织目标，而选取与满足工作者个人需要有关的工作内容、工作职能和工作关系的设计。在进行工作任务设计时，必须使职工有选择工作、评价工作、参与工作的自主权，这样才能充分发挥职工的主动性和积极性。例如对病人实施护理程序时，护士需做出评估、确定护理诊断、制定目标及护理计划、实施各种护理措施并及时评价效果，使护士取得直接反馈的信息，进行工作任务的再设计，一直到病人达到预期的目标，使护士有较大的价值感、责任感，并了解工作的实际效果。

第四节 冲突与沟通

处理冲突的能力是领导者必须具备的重要能力之一。有关调查显示，管理者平均花费20%左右的时间处理冲突。许多管理者认为，处理冲突在管理发展上比决策更重要，与管理的成功呈正相关。处理冲突的最佳方法是有效沟通。有研究表明，管理中70%的冲突是由于沟通不够造成的，有效沟通可使彼此了解、相互信任，并适应对方，把组织成员团结在一起，充分调动积极性，共同实现组织目标。

一、冲突的概念

冲突是指群体内部个体与个体之间、个体与群体之间存在的互不相容、互相排斥的矛盾，使彼此之间的关系出现紧张状态。

人们对冲突在组织中作用的认识是一个逐步发展变化的过程。有三种基本观点：① 传统观点认为，冲突具有破坏性，应当避免。② 人际关系观点认为，冲突是不可避免的，有时可能会对组织有利，应当接纳冲突。③ 交互作用观点认为，一定水平的冲突能够使组织保持生命力、自我反省和创新，所以不仅应该接纳冲突，而且应当鼓励管理者维持最低水平的冲突。

二、冲突的分类

冲突可以从不同角度进行分类，最常见的是根据冲突对组织目标的实现和组织发展的作用分类，也可以按冲突各方面角色分类。

（一）建设性冲突和破坏性冲突

虽然人们承认冲突有积极一面，但并不认为所有的冲突都是有益的。一些冲突支持组织目标，促进工作，对组织发展有利，属于建设性冲突，可以接纳和鼓励；另一类冲突妨碍组织目标的实现，影响士气，属于破坏性冲突，应当避免。

1. 建设性冲突。指冲突各方目标一致，而实现目标的途径（手段）不同所产生的冲突。这类冲突在其发展过程中，有如下特点：① 双方对实现共同的目标都十分关心。② 彼此乐于了解对方的观点、意见。③ 双方以争论问题为中心，争论是为了寻求较好的解决方法。④ 相互间信息交流不断增加。

建设性冲突可以促进竞争，提高组织效率；可以促进发展并采取改进措施，防止组织僵化停滞不前；可以激发员工的创造力，提高组织适应环境的能力。

2. 破坏性冲突。指各方目标不同造成的冲突，往往属于对抗性冲突。这类冲突有如下特点：① 冲突双方对赢得自己观点胜利十分关注。② 不愿听取对方的观点、意见。③ 由问题的争论转为人身攻击。④ 互相交换信息不断减少，以致完全停止。

破坏性冲突对组织发展起消极破坏作用;造成组织内人际关系紧张,组织成员心理压力增加;破坏组织协调统一,削弱组织战斗力,阻碍组织目标的实现。

上述两种冲突的界限并不清楚,也没有一种冲突水平对所有条件都适用或都不适用,区别建设性冲突与破坏性冲突的标准是组织的工作绩效。

(二)不同个体间冲突和群体间冲突

1. 个体与个体间冲突。在组织中此类冲突常见于存在角色责任差别的个体之间,如管理者与被管理者之间;也见于因个性差异、价值观冲突的个体之间。这类冲突如不及时处理,常常会造成组织内人际关系紧张,影响组织内部工作氛围,可能对工作造成不利。

2. 群体与群体之间冲突。此类冲突常见于相互间存在竞争关系或相互间有合作关系的单位与单位之间。如医院中的临床科室与医技科室、后勤保障部门的关系,特别在责任划分、权力范围、利益分配方面,如果协调不好就可能发生冲突,从而对工作构成影响。

三、产生冲突的原因

(一)领导与下属冲突的原因

领导者对下属实施领导,应该按照一定的目标、任务、标准、程序等要求规范下属的行为。领导与下属之间发生矛盾也是常见的,原因是多方面的,有领导者自身素质的缺陷,有思想方法与工作方法的不当,有交换、协商、沟通的不及时,有利益上处理的不公正等。由于上述原因,领导与下属之间发生矛盾冲突是不可避免的,关键是怎样处理矛盾与冲突。

(二)组织中下属之间产生矛盾冲突的原因

1. 个人价值观不同造成冲突。价值观是对事物的评价,有的人对护理职业的价值观认识不清,是造成护理人员中冲突的重要原因。

2. 信息沟通不良造成冲突。是指沟通的量、态度及方法的不恰当。

3. 认识上正确与错误、创新与守旧等因素造成冲突。

4. 个人本位利益考虑过多,对他人利益及整体利益考虑较少而造成冲突。

5. 个人心理行为的差异造成冲突。比如有的人性情温和、内向,有的人性情暴躁、外向,这两类人员相处和共事,有可能引起冲突。

6. 工作竞争引起冲突。正常竞争能促进成员积极向上、奋发图强。如果片面强调竞争,不注意相互合作,可能会引起冲突。

(三)部门之间冲突的原因

1. 各部门之间目标上的差异。由于分工不同的各部门、单位,在执行工作过程中,常以本部门利益为中心，忽视组织大目标及其他部门的协调，而相互隔绝，致使冲突产生。

2. 各部门之间认识上的差异。如实施两种工作方案，由于两部门认识上的不同，意见难以协调，有可能引起部门或团体间的冲突。

3. 各部门之间的职责权限划分不清。例如，对于不断发展而出现的新任务或工作上的交叉，部门之间产生互相推诿或争权，由谁承担某任务等问题存在不同看法，甚至贯彻不力，易引起部门间的冲突。

4. 各部门的需要没有获得正当的满足。例如，各部门为完成任务，需要一定的资金、物资或人力，而部门间认为分配不均，没有获得满足，导致部门间的冲突。

5. 不健康的思想意识或不良的团体作风，也可以引起部门间的冲突。

由上述原因而造成的冲突，不仅造成各部门之间的关系不协调，也会给组织系统工作带来不良影响，处理好组织内各部门之间的关系，对形成组织的合力、发挥整体效应具有重要作用。

四、处理冲突的策略——有效沟通

（一）领导与下属之间沟通的要点

1. 公正。是领导者职业道德的核心内容，要求在处理与下属关系时要公平合理，不偏不倚。有的领导者对下属抱有偏见，不实事求是，造成人为的不公平，有的领导在某些利益上先己后人，易激化相互间的矛盾。

2. 平等。是上下级关系的基本要求，如果领导者由于地位的优越、权力的拥有，轻视下属的人格、劳动、作用，盛气凌人，不尊重下属，冲突是必然发生的。领导者必须认识到，权力是责任，权力是服务，领导者与被领导者在人格上、地位上都是平等的。

3. 民主。民主作风是现代领导者必备的品格，应该虚心听取下级的意见和建议，吸收下级参加管理和对重大问题的决策讨论。良好的民主作风是化解矛盾、防止冲突、解决冲突的重要条件。

4. 信任。上级越是信任下级，下级就越尊重上级，使上下级处于一种良性循环之中，领导充分信任可以使下级获得自豪感，更加主动积极地工作，避免因能力得不到发挥、信任感得不到满足而产生隔阂与矛盾。

5. 坦诚、谦虚、严于律己。领导者与下属发生矛盾，不应以势（权）压人，而应从关心、爱护下属出发，坦诚地交换意见，严于律己，勇于自我批评，多负一些责任，则可以化解矛盾。

6. 及时。领导者在处理下级关系时应主动、及时。领导者与下属的矛盾往往是由量到质、由小到大、由潜到显地不断发展而产生的。所以，领导者不要等到矛盾达到冲突时才设法解决，发现矛盾，及时解决，避免冲突。

（二）领导者与下属之间沟通的原则与方法

1. 疏导原则。对于下属的矛盾焦点，既要广开言路，畅所欲言，又要循循善诱，说服教育，使其实事求是地分析和认识问题，引导到正确方向上来。

2. 发泄原则。下属有怨气，可以采取适当方式，使其有机会发泄、出气，起到一种“安全阀效应”，然后选择适当时机和方式，进行引导和教育。

3. 升华原则。对于下属的某些需求（可能是正当的、合理的，然而又是一时解决不了的），可以用一个新的、有一定社会价值的目标代替原来的需要，而化解矛盾。

4. 转移原则。当矛盾冲突已经发生，下属十分激动时，应设法转移下属的注意力，减轻矛盾。

5. 自我控制原则。领导者必须善于控制自己的情绪、语言和行为，有效地避免事态向冲突以至恶化方面发展。

领导者应掌握心理学知识及人的行为规律，避免生硬的、简单化的工作方法，否则就会激化与下属的矛盾、加剧可以缓解的冲突。

（三）处理下属之间冲突的方法

1. 调查法。通过对事实的了解，分析冲突的原因、双方应负的责任等，然后作出公正的、适当的处理决定。

2. 劝导法。领导对下属的适当劝导，可以起到缓解矛盾、减轻压力与抗拒力的作用，劝者要使双方增加信任感与真诚感，善于寻求“共同点”（过去的友情、合作），打开交流和沟通的渠道，使双方接受劝导。

3. 警醒法。在进行说服劝导的同时，领导者可讲清矛盾冲突会对双方利益损害，对工作造成损失，对个人前途的影响，根据每个成员都会有自尊的需要、社交的需要、自我实现的需要等，给予恰当的警告唤醒，会起到有益作用。

除上述方法外，可根据不同情况采取安抚、妥协、强迫、隔离的方式来处理较棘手的冲突。如一方争执者固执己见，不接受任何方式，领导者可运用组织地位及权威能力，快速地消除争执者的对抗情绪。对一些无原则纠纷，可不必分清谁是谁非，待双方平静后，矛盾冲突自行缓和。有的冲突解决条件尚未成熟，可先维持现状，或者经过一段时间，一方调整了工作，矛盾冲突自行消除。

（四）处理部门之间冲突的方法

1. 协商解决法。即由相互冲突的部门以面对面的方式，开诚布公，提出各自的观点，阐明各自意见，把冲突因素明朗化，共同寻求解决途径。

2. 仲裁解决法。在协商无法解决冲突时，可要求具有一定权威、双方信任或者社会和法律认可的第三者出面调解，进行仲裁，使冲突得到解决。

3. 权威解决法。即由拥有权力的上级主管部门作出裁决，强迫冲突双方服从决定，这种方法只能改变双方表面行为，不能消除内在因素，在一般情况下，最好不采用。但在某些特殊或急迫情况下，采取此方法也是必要的。

在医疗机构中,发生于护理人员与医技人员之间、医护人员与病人及家属间、医护人员与行政管理人员之间的冲突是不可避免的。但是,在有效的处理下,冲突可以促进高素质的团体与机构的功能发挥,反之,冲突则会使工作人员感到沮丧,工作无效率,无法完成工作任务。因此,护理领导者必须能够判断及分析冲突,具备解决冲突的能力,采取有效的处理方法,以缩小冲突范围,而达到增强组织力量的目标。

第五节　领导艺术与效率

领导艺术是非规范化的个人经验,具有较强的实用性和个体差异,是丰富多彩的具体的领导才能。领导工作是科学和艺术的统一,领导艺术的高低,在很大程度上决定着领导水平的高低。

一、提高影响力

(一) 成功的领导与有效的领导

在领导活动中,领导者在对他人的行为施加影响的时候,其可能是成功的,也可能是不成功的。但成功的领导不一定是有效的。人们需要的领导应该是成功且有效的。

领导者如果只考虑成功,则倾向于强调位置与权力,并严密地进行监督和控制。如果既考虑成功又讲效率,就不仅仅依靠位置和权力,而且也会尊重别人,给人以自我实现的机会,管理中采用监督和控制也是一般性的。成功而无效的领导,只能短期地影响别人的行为;成功而有效的领导,才能长久地影响别人的行为。

(二) 如何提高影响力

领导者的影响力包括权力性影响力和非权力性影响力。领导者应正确使用权力性影响力,要注意提高非权力性影响力。只有正确使用两种影响力,才能取得良好的效果。

1. 正确使用权力性影响力。权力性影响力是组织赋予的,是通过职权体现的。使用权力性影响应注意以下几点:

(1) 审慎。使用权力性影响力应持审慎态度。因为权力的最大作用产生于权力使用之前。强制性手段只能适度使用,尤其是不可以滥用惩罚,过多使用强制、惩罚的手段会使下属产生驱使感,因而影响积极性和工作效率。

(2) 无私。使用权力性影响力要具有无私精神。权力不可以炫耀,不可以滥用,尤其不可以权谋私,追求个人特权,否则会使下属产生对抗。

(3) 授权和指导。使用权力要善于授权和指导。在授权中将管理中的监督与具体指导结合起来,执权者要善于向下属讲清楚做什么、为什么,并使下属在一定范围内具有一定的参与权和决策权,形成大权集中、小权分散,这样既可以沟通上下级关系,

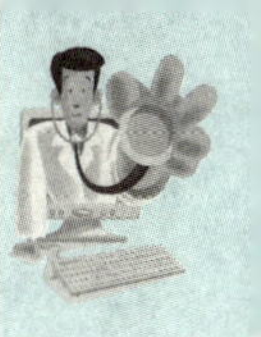

又可以培养人才,有效地发挥权力的作用。

2. 提高非权力性影响力。非权力性影响力在领导影响力中占主导地位,从某种意义上讲是起决定性作用的影响力,更能激发人们的自觉性。提高非权力性影响力,主要是要提高领导的自身素质、能力和领导艺术,包括有强烈的进取心、高度的责任感,勇于承担责任,正直、诚实、言行一致、赢得信赖,具有高度的自信心,有足够的解决问题和决策的智慧,拥有较高的、与工作相关的知识水平和广博的知识面等。

二、有效统筹时间

提高工作效率是十分重要的领导艺术,是国内外管理学界都非常重视的问题。这方面的研究不仅有不少专著,而且有专门的训练班对领导者进行提高工作效率方面的训练,如领导人的脱身术、会议术、时间术、用人术等。领导者提高工作效率首先是要有正确认识,其次是掌握一定的方法。

(一)先做最重要的事

一个人的时间和精力是有限的,领导者也不例外。要提高领导工作效率,要学会对工作衡量,分出轻重缓急,最重要的事情优先做。一般具有全局性、时间性的事情或工作是最重要的。要注意不颠倒工作的主次,对于不必要的事情要有毅力拒绝,要有自我约束力,不随意干预下一层次的事。

(二)善于运筹时间

提高工作效率就是提高时间的利用率和有效性。运筹时间就是按一定规则对时间的消耗进行自我管理。领导者首先要建立时间成本效益观念,珍惜时间,其次要掌握一定的方法。常用方法有:

1. 时间分类管理法。把主要的时间和精力用于处理 A 类事情和 B 类事情,将这两类事情做好,就是抓住了关键。

2. 用较多的时间处理困难的问题。困难问题往往是主要矛盾,解决了就会使工作有较大起色。处理困难问题需要调查研究,需要学习思考,所以要安排较多时间去处理。领导者切忌使自己整天陷于琐碎的事务性工作。

3. 记录分析利用时间的有效性。可以详细记录一周活动,然后分析时间利用情况、时间浪费的原因等。

4. 充分利用零星时间。利用零星时间处理日常工作,保证整段时间不被分割,用于处理重点工作。

(三)提高会议效率

会议是讨论问题、沟通信息、交流思想、协调行动的重要方式。由于领导工作中会议占有相当的比例,所以提高会议效率是一个非常现实的问题。如何提高会议效率,有如下经验和做法:

1. 会议六戒。指有以下六种情况的会议不开：① 没有明确的议题。② 议题过多。③ 没有充分的准备。④ 可以用其他方式解决。⑤ 没有迫切需要。⑥ 会议成本过高。

2. 主持会议原则。① 发言准确，只谈与议题有关的事情。② 禁止开小会。③ 会议结果与议题相符。④ 说短话，开短会，不搞疲劳战术。⑤ 反对迟到。

三、充分合理授权

在现代社会中，人们对知识和智力的运用增加，领导者不能再用小生产的简单命令方式进行管理，如何调动下属的积极性、主动性和创造性是现代管理中非常重要的问题。

（一）合理设置目标

一个人能否发挥他的积极性取决于两个力，即能力与动力。能力的发挥在很大程度上取决动力，也就是他有多大的愿望贡献自己的能力。个人动力公式如下：

$$个人动力=目标价值\times达到目标的可能性$$

公式中目标价值就是吸引人们为之奋斗的引力。人有目标才会去奋斗，目标价值越大，引力就越大。但是如果目标不切实际，使之觉得可望而不可即，其实用价值就会缩小，不可能构成真正的动力。

领导者调动下属的积极性，要注意合理设置目标，使之产生高水平的动力；应尽量将组织目标与个人目标结合起来，增加实现目标的自觉程度；要注意创造达到目标的必要条件，给每个人均等的机会。归根结底，积极性来自人们愿意为之努力并且有较大价值的目标的吸引。

（二）适当授权

授权是将权力分配给其他人以完成特定的任务。领导者不可能亲自去做每一件事，如果要使工作更有成效，就要学会授权。在领导工作中做到适当授权，给下属决策的空间，可以更好地调动下属的积极性。

授权应选择有能力、而且有动力去完成工作的人。有效授权应注意：分工明确，确定授权是什么（如预期结果）及授给谁；具体指明下属的权限范围，即在某些条件下处理问题的权力；让下属参与授权决策，但要注意有控制；通知其他与授权活动有关的人员，避免障碍；建立反馈控制机制。

（三）用人之长

领导者要做到用人所长，首先要做到知人，如熟悉每个下属的优点、长处和特点，然后才是善任，即用人所长。研究表明，一个人只有在最能发挥自己才能与专长的岗位上，才能工作得最好，才能使组织获得最大收益。领导者要调动全体人员的积极性，做到扬长避短，一是不要求全责备；二是要注意才职相称，能职相称。这样才能避免人才浪费，激发人们自觉工作的积极性。

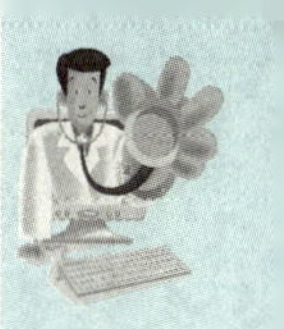

（四）有效沟通

领导者能与下属建立有效沟通十分重要。要进行有效沟通，领导者必须掌握人际交往的技能。

1. 积极倾听。是对信息进行积极主动的思索，其基本要求是专注、移情、接受。积极倾听可以使用一些技巧和方法，如目光接触、表现赞许性点头和恰当的表情，复述，避免中间打断叙述，避免分散注意力的举动或手势等。

积极倾听是向沟通对象表达愿意沟通、鼓励对方讲话的信息，可以提高沟通的有效性。不仅可以使领导者获取大量信息，而且可以缩小上下级之间的距离。

2. 运用反馈。很多冲突是由于误解或信息不准确造成的，在沟通中运用反馈的方法，可以减少这类问题的发生。有效的反馈需要注意以下方面，如运用描述性反馈，使反馈对事不对人；强调具体行为，避免信息模糊；确保反馈的信息是对方可以理解的；注意把握反馈时机，接受者的行为与对该行为的反馈时间越短，反馈越有意义；对于消极反馈，应避免评价性，注意使反馈指向接受者可以改进的行为，这样不仅可以减少批评造成的不快，而且为接受者提供了指导。

3. 简化语言。由于语言可能造成沟通障碍，所以领导者应该注意选择措辞，使信息清楚明确，易于理解，使用的语言要适合于接受者。有效的沟通不仅需要信息被传递，更需要被理解。通过简化语言并注意使用适合于接受者的言语方式，可以增加理解的效果。

4. 抑制情绪。领导者在沟通过程中注意避免因情绪原因使信息传递受阻或失真，特别对某些引起失望的信息、不正确的信息，要注意克制情绪，避免冲动。不要过多讲话，更不要一时激动加以辩解，可以采取暂停进一步沟通的方式以恢复平静，避免在情绪激动状态下对信息的误解或表述信息时不够准确。

5. 注意非语言提示。领导者在沟通中要特别注意自己的行动，使之和言语相匹配并起强化语言的作用。因为行动比语言更明确，非语言信息在沟通中占很大比重。因此，有效沟通强调沟通者注意非语言提示，保证它们与言语的一致性。

单元小结

领导工作是管理的重要职能之一。领导是对组织（或群体）内的部门或个人的行为施加影响，引导组织内成员共同实现目标的活动过程。领导者拥有法定的权力、责任和义务，既是当权者、负责人，又是服务员；必须通过自身的刻苦学习、反复实践、集思广益及集体智慧的发挥，才能不断提高个人的政治素质、业务素质、心理素质及生理素质。领导者要在认识、决策与组织、激励等领导过程中，培养提高自己的领导才能和领导水平。领导者要加强特征理论、行为理论、权变理论及激励理论等方面知识的学习和应用；加强与各方面的沟通，正确处理好各种矛盾和冲突，化消极因素为积极因素，使领导的意愿成为组织内每个成员的自觉行为。领导工作是科学和艺术的统一，领导者要在领导过程中科学地统筹利用时间，不断提高工作效率；正确地使用权力，注意非权力因素的影响作用，提高影响力；合理设置目标，适当授权，充分调动下属的积极性、主动性和创造性。

关键术语

领导　领导工作　领导核心　领导者素质　领导才能　特征理论　行为理论　权变理论　激励理论　沟通　冲突　领导艺术　非权力影响力　授权

复习思考题

1. 领导的概念和主要特征有哪些？
2. 领导者应具备哪些基本素质？
3. 如何培养领导者素质？
4. 领导者作风的主要类型有哪些？
5. 激励有何重要作用？
6. 冲突有哪几种类型？
7. 产生冲突的原因和处理方法有哪些？
8. 领导者如何提高自身的影响力？

阅读材料

以下是某县一所一级综合性医院的背景材料：

1. 基本情况

（1）医院概况：开设病床100张，设内、外、妇产、儿科等12个业务科（室）；日平均门（急）诊410人（次），住院76人（次），病床使用率76%。

（2）组织领导：医院共有4位领导，其中院长兼书记1人，分管医疗护理工作、预防保健工作、总务后勤工作的副院长各1人，科（室）主任16人。

（3）内部管理机制：实行院长领导下的科（室）主任负责制。分管副院长只负责下达任务和检查任务的完成情况，科（室）内部运行情况由科（室）主任直接向院长汇报，一切都由院长“说了算”，副院长没有直接处理各种事项的相应权力。

2. 思考分析的问题

（1）你认为这种内部管理的运行机制有哪些弊端？

（2）院长应如何处理好集权与合理授权的问题？

第七单元

控 制 工 作

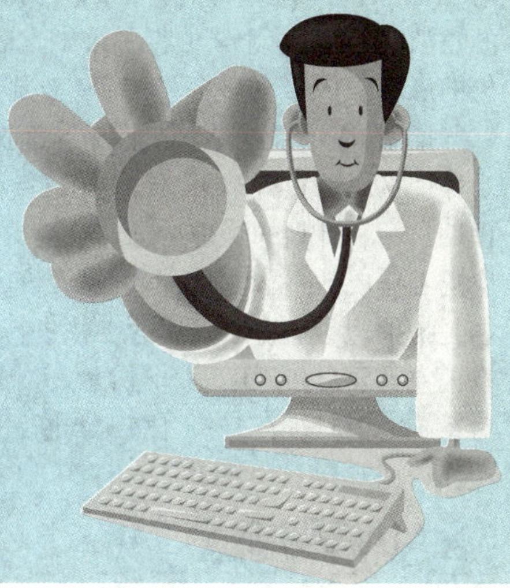

学习要点

控制、控制系统的基本概念、基本特征、基本过程及其重要性；控制的基本类型、基本原则及其注意事项。

控制工作是保证组织目标实现的一种专门职能。早在几十年前法约尔就指出：控制就是核实所发生的每一件事是否符合所规定的计划、所发布的指示以及所确立的原则。控制在每件事、每项活动中都起着重要作用。因此，在医院中，控制工作是从院长、护理部主任到护士长每一位管理人员的一项重要职能。对服务对象来说，护士也是管理者，所以，护士同样具有控制职能。

第一节 概 述

控制职能是对业绩进行衡量与矫正，以确保组织目标能够实现和为达到目标所制定的计划能够完成。一个组织目标的实现，无论计划制定得如何周密，计划不能实现或不能完全实现的可能性总是存在的。为了消除或使这种可能性降到最低程度，组织对计划的执行过程进行有效控制就成了一项十分重要的管理工作。

一、控制、控制系统的概念

（一）控制的概念

关于控制思想和概念人类早已有之，从第一次用石头当工具，到两军作战、互探军情、依据变动情况来部署自己的兵力和方案，都是控制思想的体现。1943 年，美国著名的数学家、生物学家诺伯特·维纳发表了《行为、目的和目的论》的文章，标志控制论思想的形成。1948 年他又发表了《控制论》一书，创立了控制论这门科学。

控制，简单说就是“支配”和“驾驭”。从管理学的角度来定义，控制是指管理人员为保证下属的执行结果与计划相一致，对执行中出现的偏差采取纠正措施，以便实现预期目标和计划的管理活动。换言之，作为管理的一项职能，控制是指主管人员对下属的工作成效进行测量、衡量和评价，并采取相应纠正措施的过程。在护理管理中，控制是指护理管理者对下属的工作进行检查，看是否按既定的计划、标准和方向运行，如有偏差就要分析原因、发出指示，并做出改进，以确保组织目标的实现。总之，控制是对系统的信息进行分析、比较、判断，进而执行的过程，是一个有组织的、按预期目标多次往返调节（反馈）的动态过程。

（二）控制系统的概念

由相互作用和相互依赖的若干部分（要素）组成的、具有特定功能和目的的有机整体称为系统。具有控制功能、客观上存在着控制过程的系统都叫控制系统。控制系统与其他系统相比较，具有以下特点：环境适应性、目的整体性、动态性。为了实现管理目标，护理管理人员应当设计和维持一个良好的控制系统。

有效的管理控制应具备以下几个基本前提：① 控制活动要围绕组织目标进行。② 管理控制要以计划为基础，计划制定得越明确具体，控制的效果就会越明显有效。没有计划，控制就没有依据，组织目标就难以实现。③ 控制要有组织机构。在组织中，控制活动是按组织层次进行的，要求各层次工作有明确的责任要求。各级控制工作如果没有组织层次承担责任，必然造成管理工作混乱。④ 控制工作需要建立良好的信息反馈。控制是对有关活动的信息收集和反馈过程。控制的基础是信息，组织中的信息传递都是为了进行有效控制，而任何控制活动都需要通过信息反馈来实现。没有反馈，就没有调节，就不可能实现控制管理。护理管理者应重视信息的收集和反馈，保证有效控制。

二、控制的重要性

控制是保证组织目标实现而采取的不可缺少的关键管理职能。

（一）控制是组织纠正偏差、实现目标的保证

管理的根本任务就是保证组织目标的实现。管理活动的动态性决定了组织、部门或个人在实现目标的过程中难免出现不同程度的偏差，管理者必须依靠控制系统及时发现问题，并予以解决。

（二）控制是护理质量管理的关键

管理工作的有效性主要通过护理质量反映出来。控制标准的明确化、制度化，对规范组织成员的工作行为、保证护理质量有积极促进作用。另外，控制的监督、检查、

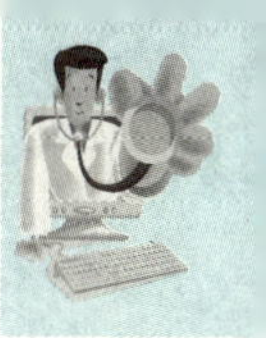

评价活动也是护理质量持续改进的关键环节。

（三）有效的管理者应该注意合理授权给下属

管理中经常出现管理者不愿意授权的情况，主要是因为害怕下属犯错误自己承担责任。如果形成一种有效的控制系统，就可以得到被授予权力的下属工作绩效的信息和反馈。管理者可以做到始终督促他人，以保证应该采取的行动事实上已经进行，保证应该达到的目标事实上已经达到。

（四）控制职能与管理的其他职能密切相关

管理的控制与管理计划、决策、人员管理等活动密切联系在一起，作为管理过程的整体发挥管理作用。主要表现在：控制是计划实施的保证，计划是控制的标准和依据；决策目标决定控制内容，控制工作为实现决策目标服务；组织成员的工作成效评价的有效性在许多方面也与控制工作的质量直接相关。

三、控制的基本特征

控制是管理的一项基本职能，也是不易把握的一项职能。在许多情况下，人们制定出良好的计划，也有适当的组织，但由于没有把握住控制这一环节，最后还是达不到预期目的。只有把握了控制的基本特征，才能进行有效控制。

（一）控制的目的性

目的性是控制的一个实质性标志，管理活动无一不具有目的性，而控制也正是为了达到目的所采取的管理手段。但是不同的组织、不同的层次、不同的性质、不同的对象控制的目的并不完全一样，良好的控制必须具有明确的目的。如控制卧床病人的护理质量，防止压疮的发生是一个目的，目的明确了，控制的工作内容、措施和活动方向也就清楚了。护理系统中，护理水平、服务质量则是影响护理质量的最主要因素，因此提高护理人员的业务水平和服务质量的改进是护理质量控制的关键目标。为使控制的目的性明确，控制系统的建立应与计划相一致，计划应成为控制的依据。

（二）控制的及时性

控制依靠信息反馈，信息是具有新内容、新知识的消息。在控制活动中，各级控制人员必须及时获得准确的反馈信息，以便及时采取措施加以更正。如护士发生差错事故应立即实事求是地报告护士长，以便及时采取措施，防止事态扩大。时滞现象是反馈控制中容易出现的问题，信息虽准确，但滞后了，再好的信息也是无用的。控制系统应能及时引导管理者的注意力，以防一部分出现的问题未及时解决，给组织造成更严重危害。同时，管理者还需要及早了解潜在的危险信息，以便在形势失控前采取必要的纠正步骤。

（三）控制的客观性

控制应该是客观的，但在整个控制过程中常会因为主观因素的介入造成评价上的偏差，尤其是对人的绩效进行衡量时更是如此。主观因素往往反映为两个心理方面的问题：一种是晕轮效应，晕轮效应是一种以点带面的效应，也就是以人的行为的一点否认或称赞其全部行为；另一种是优先效应，优先效应是指人们往往把第一印象看得更为重要，以至于影响以后对此人的评价，即先入为主。管理者要特别注意，预防和克服这两种心理方面的问题，保证评价的真实性、正确性。

四、控制在护理管理中的作用

在护理管理中如何正确地运用控制理论的原理和方法，是使控制工作发挥最大效能的重要保证。富有成效的控制是保证事业取得成功的关键。

（一）控制在管理各职能中起关键作用

控制工作既能保证管理活动的正确运转，又能在必要时通过纠正偏差的行为改变其他职能活动，并与管理的计划、组织、领导与指导紧密地联系在一起，形成有机的管理工作的循环，在其充分发挥各项职能的基础上，完成管理任务，达到预定目标。管理者的责任就是运用控制职能来监督、推动这种循环顺利的向前发展。尽管计划目标十分明确，组织结构调整得非常有效，员工的积极性可以调动起来，如不进行有效控制仍不能保证所有的行动都按计划执行，不能保证管理者追求的目标一定能达到。因此，控制工作在管理的各项职能中具有重要地位，起着关键作用。

在护理管理工作中，控制是延续不断的过程，它要不断检查和揭示各项护理活动是否符合预期目标，并通过各项管理活动和有效措施及时纠正偏差，完成预期目标，从而保证护理工作在规定的轨道上正常运转。

（二）控制工作在执行计划中起保障作用

计划工作与控制工作密切相关，二者不可分割。计划是关于未来行动的蓝图，但由于环境和条件总在变化，加之护理管理者自身素质、知识、技能、经验等限制，对情况可能估计不足，在制定计划时不可能完全准确、全面。护理临床工作复杂多变，并受内外环境诸多因素的影响，制定出的计划在执行过程中可能会出现偏差，有时甚至会发生未曾预料到的情况，这些都会导致实际工作与计划偏离，影响计划的正常实施。为了及时发现偏差、减少偏差和纠正偏差，必须在计划执行过程中进行有效的管理控制，以保证组织目标的实现。

第二节　控制工作的基本方式与基本原则

控制工作是一个完整而复杂的过程，是所有管理活动大系统中的子系统，是管理

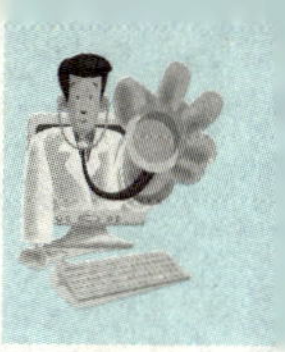

人员的主要职责。护理管理者在实施控制时应掌握控制工作的基本方式和基本原则，具有全局观念，面向未来，进行有效的控制。

一、控制工作的基本方式

不同的控制系统因其条件和外部环境各不相同，控制的方式、方法也不相同，按照不同的划分依据可分成多种。根据纠正措施的作用环节不同分为：预先控制、过程控制、结果控制三种基本类型。

（一）预先控制

预先控制又称基础质量控制、事前控制，是指在活动开始之前就对预期结果进行认真的分析、研究、预测，并采取必要的防范措施，使可能出现的偏差事先就得以制止的控制方法，避免“差之毫厘、失之千里”。它是主管人员运用所得到的最新信息，包括上一个控制循环中所获得的经验教训，反复认真地对可能出现的结果进行预测，然后将它同计划要求进行比较，从而在必要时调整计划或控制影响因素，以确保目标的实现。预先控制的优越性在于面向未来，克服了反馈控制因时间差使组织造成损失的缺点，其特点就是信息输入是在运行过程的输入端，它能在运行过程的输出结果受到影响之前就作出纠正，纠正措施是预防式的。预先控制工作的重点是防止所使用的各种资源在质和量上产生偏差，而不是控制行为结果。在护理管理中，预先控制的关键是提供护理服务之前的背景资料，如设施、环境、护理人员的素质、各级组织、规章制度、药品和物资供应、后勤保障等。

（二）过程控制

过程控制又称现场控制、环节控制，是管理者进行现场观察、检查指导、监督和纠正偏差的一种主要控制方法。过程控制的特点是纠正措施用在正在进行的计划执行过程中。它贯穿于管理的全过程，涉及面广，具有复杂性、变化性特点。在护理计划实施过程中，大量管理控制属于这种类型，如病区护士长要监督护士的工作，以保证护理工作任务完成，一旦发现工作有偏差，立即采取纠正措施。过程控制的有效性在很大程度上取决于管理者个人素质、工作作风、管理能力，以及下级对指示的理解程度。

（三）结果控制

结果控制又称反馈控制、事后控制，是活动结束后对计划结果进行检查，并对照标准，找出偏差，分析发生偏差的原因和对未来的影响，及时采取防范措施，防止偏差继续发展或再度发生的控制方法。结果控制的目的在于避免已发生的不良结果继续发展，或杜绝危险因素，防止下一个循环再度发生。由此可见，这类控制工作的进行是一个不断提高的过程。结果控制的重点是把注意力集中在执行结果上，并把它作为未来行动的基础，其特点是针对工作的最终结果，把好最后一关。

此外，还有直接控制与间接控制、随机控制与经验控制、逻辑控制与选优控制、日常控制与定期控制、专项控制与全面控制、计划控制与目标控制等方式，可根据护理管理工作的实际，进行灵活选用。

二、控制工作的基本原则

（一）与计划相一致的原则

计划是实现控制工作的依据，一切控制技术和控制系统都应该反映所拟订的计划要求。控制过程的完成就是使实际活动与计划活动相一致。不同的计划内容在设计控制系统、运用控制技术、进行控制活动前，必须建立针对性强的控制系统。例如教学要有教学质量控制标准，控制手段要依据教学计划设计。

（二）组织机构健全的原则

要实现有效的控制，必须有强有力的组织机构做保证。首先必须保证控制机构职责权利的统一，明确规定他们职权范围内应有的权限和应负的责任；其次被控制的组织机构也要健全，职责明确，否则就会失控。组织机构越明确、全面和完整，控制工作就越有效果。如护理管理部门为了强化护理管理，保证护理质量，要建立多层次的护理质量监控体系，配备训练有素的主管人员，形成逐级管理质量控制网。

（三）确定标准的原则

确定标准是实现有效控制的策略，有效的控制需要客观、精确和合适的标准。客观标准应该由专家建立，不仅可以定量和定性，而且可以测定和考核。例如各项技术操作标准、护理文件书写标准等都属于定量标准，而护理人员素质考核可以设计定性标准来考核。先进、科学的标准还应具有激励作用，并使组织和个人经过一定努力可以达到。

（四）关键控制点的原则

选择最关键的控制要点被称为“关键控制点”，主要是指在业务活动中受限制的或是对计划的完成显得更重要的那些因素。一个控制系统的主管人员应将精力集中于影响实现计划的主要因素或对计划完成具有关键性的问题上，如护理质量控制应选择对完成工作目标有重要意义的关键标准和指标，压疮发生率就是其中一项。关键点的选择体现了一种管理的艺术。

（五）例外情况的原则

例外情况原则是指管理者要特别对执行计划中由于突发事件或环境的较大变化而引起的执行偏差进行控制。我们在制定计划和实行控制时对于一些突发事件或重大的变化是无法估计的，因而管理者对例外情况必须加以关注，以免错过好机会或造成更大损失。控制关键点原则与例外原则既有相同之处,又有所区别,前者注重系统内部,后者侧重系统外部的影响,两个原则含义不同。

(六)灵活控制的原则

控制是通过纠正活动中出现的偏差,使被控系统按原计划执行,以实现目标的过程。但在现实管理活动中,可能会发现原计划是错误的,或因突发事件改变了原来的条件,使原计划无法执行,这就要求控制具有灵活性。控制的灵活性要求管理者通过停止实践活动,立即修正计划中的错误;遇上突发事件,顺势而为,果断地采取特殊措施,保持对运行过程的管理与控制,避免造成更大损失和严重后果。通常情况下控制是不能灵活的,只有当计划出现问题或遇到特殊的突发事件和重大变化时才需要坚持灵活性原则。

(七)行动的原则

控制工作最终必须纠正发现的偏差。一个有效的控制系统应能提示哪些环节出了差错,谁应对此负责,并能确保采取某些纠正措施。只有通过适当的计划调整、精心的组织安排、合理的人员配备、指导和领导工作的改进来纠正那些偏离目标的情况,才能证明该控制系统是有效的。

第三节　控制工作的基本过程

控制工作本身是一个过程,它贯穿于整个管理活动的始终。无论控制的对象是什么,控制的基本过程都包括三个基本步骤:确定标准、衡量绩效、纠正偏差。

一、确定标准

标准是为某种模式或规范而建立的测量单位,是衡量实际工作绩效的依据和准则。如危重病人的护理质量标准、护理文件书写标准、护理技术操作标准等。标准是控制的基础,在进行管理控制时,要按照计划要求,抓住关键点,建立一套科学的、可操作性强的控制标准。护理系统常用的控制标准有以下几种:

(一)时间标准

时间标准是指完成一定数量的护理操作或做好某一项护理服务工作所限定的时间,即用标准工时来衡量某项操作的时间差异。如某医院要求在病人出院、死亡、转科后的1小时内完成床单位的终末消毒。

(二)质量标准

质量标准是指保证护理符合各种质量因素的要求或服务方面达到的工作标准,如等级医院评审中所规定的各项质量指标。

（三）程序标准

程序标准是根据操作过程所制定的流程标准，如护理技术操作标准。

（四）行为标准

行为标准是指对护理人员规定的行为准则，如医德医风、行为规范、服务用语、仪表要求等。

（五）消耗标准

消耗标准是根据护理服务过程计算出来的有关消耗，如晨间护理消耗材料的核算。

二、衡量绩效

衡量绩效是指用确定的标准衡量执行情况，把实际与标准进行比较，对工作做出客观评价，以便从中发现偏差，并分析偏差产生的原因。

标准确立后，管理者将标准以指令的方式传递给下属，下属就要按上级指令去执行。要确切的评定下属人员实际工作成效，管理者可以通过多种途径获得执行情况的反馈信息。获得反馈信息只是为控制提供了基础或前提，还必须将反馈信息与原计划或确定的标准进行比较，通过比较才能测出偏差，才能对出现的偏差分析原因，只有找到原因才能"对症下药"，纠正执行中出现的问题。控制的目的不是单纯地为了衡量绩效，而是为了达到预期的目标。所以，在控制过程中要预测可能出现的偏差，以便控制未来的绩效。

三、纠正偏差

偏差是指计划执行过程中的实际情况与所确定的标准间的比较之差。纠正偏差就是使系统重新进入预先的轨道，实现其原定的目标。纠正偏差是控制的关键，其重要性在于它体现了控制职能的目的，并且通过采取管理行动来纠正偏差，可以把控制和其他管理职能结合，共同处理。

发生偏差的原因很多，在采取纠正行动之前必须仔细分析，找出造成偏差的真正原因。如制定标准本身缺乏科学性、合理性，组织工作不得当，管理人员不称职，设备和技术条件不具备，规章制度不健全等。采取的管理行动可以有几种选择：对没有偏差或偏差在规定"限度"之内者不予干涉；如果因绩效不足产生了偏差，就应该采取纠偏行动，改进实际绩效，努力使绩效符合标准，如整体护理工作绩效不足，就应针对偏差产生的原因，有的放矢地采取改善领导方式、加强管理、调配人员、更新设备、加强培训、道德教育、重新明确职权、补充授权或对组织机构进行调整等行动；对经常出现的问题，管理者应从长远着眼，采取永久性的纠正措施，如加强护理人员的继续教育，从根本上提高素质就是采取的彻底纠正措施；对于不适当的目标或标准进行修订和调整，也可以重新制订计划。

控制不仅是实现计划的保证，而且可以积极地影响计划的制定。所以，实施控制既是一个管理过程的终结，又是新一个管理过程的开始，只要有管理就必然意味着控制，随着管理活动的发生，管理系统的运行，控制过程也周而复始地进行。在护理管理中，必须明确护理部、科护士长、护士长的职责与权限，做到事事有人抓，事事有人管；出了问题"对号入座"，落实到负责人或具体人身上，并责令其迅速采取补救措施。

四、控制过程中应注意的问题

（一）控制工作应具有全局观念

在护理管理组织结构中，由于各个部门及其成员都在为完成各自的目标而工作，因而许多管理者进行控制工作时，往往忽视了组织整体目标必须依靠各部门及其成员协调一致的活动才能实现。因此，必须加强对这些人员的全局意识教育，教育他们从整体利益出发来实施控制，将各个局部的目标协调起来。

（二）控制工作应面向未来

真正有效的控制系统应该能预测未来，预见计划执行中会出现的问题，针对可能出现的偏差，预先采取防范措施。同时，护理管理者在制定工作计划、质量控制标准和控制指标时，既要根据现有水平，更应具有先进性、科学性，面向未来，加快发展，不断提高。

（三）控制工作的适时性

控制工作的适时性对提高管理效率至关重要，关键取决于管理者能否及时地得到下属执行计划情况的信息，尤其是是否能在事情一发生就掌握适时信息。护理管理者应在偏差还未发现之前就准确预见，制定对策，防患于未然。一旦发生偏差，立即采取控制措施，把损失减少到最低限度。

单元小结

控制工作是保证组织目标实现的一项重要职能。在护理管理中，控制是指护理管理者对下属的工作成效进行测量、衡量和评价，并采取相应纠正措施，以保证组织目标实现的动态过程。控制具有明确的目的性，要求各级控制人员必须及时获得准确的信息，发现问题后，要及时采取措施加以纠正，但控制要注重客观实际，尽量避免主观因素介入。控制工作必须坚持与计划相一致、健全组织机构、确定客观标准、掌握关键控制点、特殊情况例外、灵活控制、及时纠正偏差的原则。根据纠正措施的作用环节不同，可分为预先控制、过程控制、结果控制三种基本类型。控制工作贯穿于整个管理活动的始终，其基本过程包括确定标准、衡量绩效、纠正偏差三个基本步骤。在控制过程中，应注重与整体目标的协调一致性、面向未来的预见性及纠正偏差适时性，注意合理授权给下属，以及与其他管理职能的协同作用，确保组织目标的实现。

关键术语

控制　控制系统　时滞现象　晕轮效应　优先效应　预先控制　过程控制　结果控制　标准　绩效

复习思考题

1. 试述控制、控制系统的基本概念。
2. 控制对护理管理者来说有什么重要意义？
3. 控制在护理管理中如何应用？试举例说明。
4. 控制的基本原则有哪些？
5. 联系护理管理工作实际，简述控制工作的基本过程。

阅读材料

以下是一所三级综合性医院护理工作的背景材料：

1. 基本情况

（1）医院概况：开设病床 1 200 张，分为 26 个护理单元；有护理人员 470 人，其中硕士学历（学位）2 人，本科学历 120 人，专科学历 187 人，中专学历 161 人；主任护师 3 人，副主任护师 36 人，主管护师 106 人，护师 202 人，护士 123 人。

（2）护理部主任简历：本科毕业后脱产三年学习获硕士学历，副主任护师；在心内科工作 5 年晋聘为病区护士长，最近晋聘为医院护理部主任。

（3）护理工作现状：在年度等级医院评审中，评审专家在肯定成绩的同时，重点指出少数护士技术操作程序不够规范，节假日危重病人观察记录不全；少部分护理单元护理工作质量未达标；护理部平时检查指导不够，出现严重护理差错未能及时纠正，如一例特别护理病人因护理措施不到位造成了压疮。

2. 分析思考的问题

（1）从控制论角度，分析存在问题的主要原因。

（2）你认为这位“新主任”应从哪些方面入手，才能做好全院的护理质量控制工作？

第八单元

护理质量管理

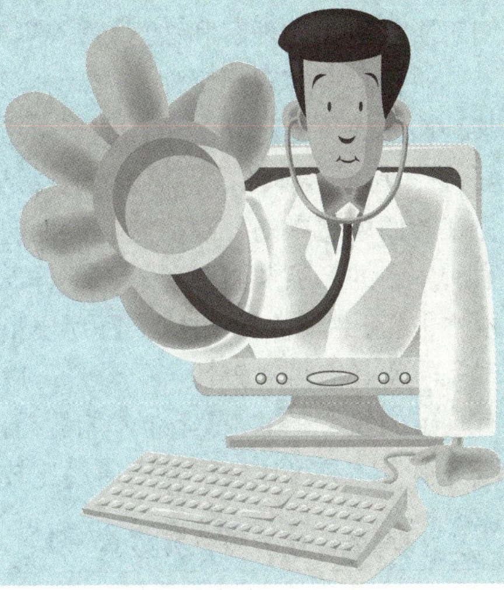

学习要点

质量、质量管理的概念和分类;护理质量管理的概念、特点和原则;标准、标准化及标准化管理的基本概念;PDCA 循环管理法、护理质量评价的内容和程序;医院的分级、分等和护理管理标准;差错事故的预防和处理。

质量是医院的生命线,是医院管理永恒的主题。护理质量管理是护理管理的核心,直接反映护理工作的职业特点和工作内涵。护理质量的高低不仅取决于护理人员的素质和技术水平,还取决于护理管理方法的优劣及管理水平的高低。因此,科学有效的管理是提高护理质量的重要措施。

第一节 概　述

质量管理工作是有计划、有策略、具有系统性的整体管理过程,这种管理过程包括医院高层管理者对质量管理工作的重视,医院的具体质量改进战略和计划实施,医院团队成员的共同参与等。通过这些工作,使医院管理质量得到保证。

一、质量、质量管理的概念和意义

(一) 质量的概念

狭义的质量概念指的是产品的质量,广义的质量概念除产品质量外,还包括过程质量和工作质量。因此,可以说质量就是产品、工作过程或某项服务满足规定要求的优劣程度。在医疗护理服务中，既包括技术服务质量，也包括其他社会服务质量。人们对质量要领的理解和认识，随着生产力的发展和社会的进步而逐步深化。

质量具有客观规定性。质量客观地反映某种产品或某项服务的优劣程度，人们对某种产品的喜爱是其产品长期形成的优势在人们思想中的客观反映。谁家药品质量好，谁家医院技术水平高，表面上看是人们的主观判断，但实质上是质量本身形成的优势在人们思想中的客观反映。同时，质量又受客观因素的制约，发达国家与不发达国家所生产的产品及服务质量不一样，其质量标准也不一样；城市医院与农村医院其技术水平、条件设备不一样，其医疗质量亦有差异。

质量具有可比较性。质量是可以进行分析比较与区别鉴定的，但产品或服务必须有预定的质量标准，有标准才能比较。不同产品有不同标准，同一规格的产品或同一服务项目才有可比性。人们通过比较和鉴别，选出质量高的产品或服务。

（二）质量管理的概念及发展

质量管理是对确定和达到质量所必需的全部职能和活动的管理。质量管理是一切管理工作的核心，包括制定质量方针、确立质量目标和标准、内部或外部的有关质量控制的组织和措施、建立质量保证体系等。质量管理就是保证向消费者提供高质量产品和服务的活动过程。

质量管理的发展，大体经历了质量检验、统计管理、全面质量管理三个发展阶段。19 世纪以前，大多由操作人员自己制造产品，自行对产品质量进行检验和管理或由工头进行检验和管理。20 世纪初，泰罗提出“科学管理”理论，把产品质量检查从生产过程中分离出来，强调终末产品质量把关。20 世纪 40 年代，质量管理将事后检验改为生产过程的抽查检验，从而把质量管理引入统计质量管理阶段。20 世纪 50 年代末及 60 年代初，管理科学飞速发展，出现了许多促进质量管理发展的新因素。朱兰、费根、鲍姆等人提出了“全面质量管理”（TQM）的思想，其基本理论和指导思想是把质量管理看成是一个完整的系统，将整个管理过程和全体人员的全部活动均纳入质量管理的轨道。它使质量管理从单一角度转变为多角度、全方位的质量管理，使质量管理在总体控制和深化程度上都达到了新的水平。

国际标准化组织（ISO）1987 年发布了 ISO9000 系列标准，是质量管理国际化的一个规范和依据性文件，主要为工业企业制订技术管理标准，以保证产品质量，促进世界市场繁荣。国际标准化组织 1990 年又进一步为服务业（包括医院）制订质量管理标准，即 ISO90004 －2 标准系列，质量管理覆盖了各行各业。目前，我国已有少数医院采用 ISO9000 系列标准实施质量管理，有的医院已通过了国际质量认证审核，并取得证书。

（三）质量管理的分类

质量管理可按不同标准进行分类。按工作所处的阶段不同分基础质量管理、环节质量管理和终末质量管理。

1. 基础质量管理。是对人员、医学技术、药品物资、仪器设备和时间的管理。这五大要素构成了医疗护理服务的基本要素。具体内容包括:① 人员配备。人员是管理的第一要素,医院领导、管理人员、卫生技术人员、后勤人员等的素质及行为表现、业务水平是影响医疗护理质量的决定因素。② 技术质量。医学理论、医学实践经验、操作方法和技巧,是保障高水平医疗护理质量的重要条件。③ 仪器设备质量。随着科学技术的发展,现代医院的仪器设备对提高医疗护理质量起着重要作用。④ 药品、物资质量。药品、试剂、消毒物品、医疗器械、消耗材料及生活物品等的质量和数量都是保证医疗护理质量的物质条件。⑤ 时间质量。是影响医疗护理质量的重要因素,它不仅要求各部门通力合作,更主要的是体现高效率。各部门都要争分夺秒,为病人提供及时服务。

2. 环节质量管理。是保证医疗护理质量的主要措施,是各种质量要素通过组织管理所形成的各项工作能力,包括各种服务项目、工作程序和工序质量。环节质量管理是医院在管理工作、思想工作、业务技术方面对医疗护理质量的保证。

3. 终末质量管理。是对医疗护理质量形成后的最后评价,也是指病人所得到的最后效果质量和整个医院的总体质量。医院护理工作的最后质量,可以通过某种质量评价体系对终末质量进行评估,如病人对护理工作的满意度、护理差错事故的发生率等。

(四) 质量管理的意义

质量管理对于各个行业都具有重要的意义。质量就是生命,质量就是效果。只有加强质量管理,保证产品质量的提高,促进企业技术改进,增强产品的竞争能力,才能更好地为用户服务,达到提高社会效益和经济效益的目的。医院是为病人提供服务的专业机构,对病人的生命健康肩负着重大责任。所以,医院工作必须以人为本,不断地深化医院改革,提高医疗护理技术水平和医疗护理质量,为病人提供最佳的护理服务。

二、护理质量管理的概念和意义

(一) 护理质量的概念

护理质量是指护理的工作表现及服务效果的优劣程度,是在护理过程中形成的客观表现。它体现护理人员的理论知识、护理技能、工作效率、服务态度和护理效果的综合水平。传统的护理质量概念是建立在生物医学模式和以疾病为中心的护理理念基础上的,随着医学模式的转变,护理质量的内涵在不断拓展,它包括:① 要树立整体护理观念,帮助人们预防疾病、维护健康,为病人提供身心两方面的整体护理。② 以护理程序为核心,规范各项护理工作。③ 有扎实的专业知识和熟练的操作技能。④ 质量标准零缺陷,杜绝差错事故,消除安全隐患。

随着社会的进步,科学的发展,人民生活水平的提高,关爱病人生命、关心病人生活、尊重病人、满足病人合理需求、维护病人权利,将成为护理质量的基本要求。

(二) 护理质量管理的概念

护理质量管理是指通过对护理服务工作的管理过程评价、判断,对护理质量实行有目的控制过程,检查病人得到的护理效果。也就是说通过护理质量的评价来衡量护理工作目标的完成程度,进一步肯定成绩,找出差距,并通过信息反馈,为管理者的决策提供可靠信息,不断完善计划方案,达到进一步提高护理质量的目的。

(三) 护理质量管理的意义

护理质量是医院综合质量的重要组成部分,实施护理质量管理是促进医疗事业发展,提高护理科学管理水平的有效举措,所以具有特殊意义。

1. 护理服务的特殊性决定了护理质量管理的重要性。护理服务的主要对象是病人,护理工作的优劣直接关系到病人生命的安危。全世界关注的三大质量是安全、健康和环境,其中安全、健康与护理质量关系重大,生命质量第一,人的安全第一。因此,护理质量问题不容忽视。

2. 护理质量是衡量医疗服务质量的重要标志,是反映整个医院质量水平的缩影。在整个医疗系统中,护理工作是一个重要的组成部分,“三分治疗,七分护理”。护理人员人数多、涉及面广,良好的护理质量是取得良好医疗效果的重要保证。

3. 护理服务范围的拓宽,要求护理跟上时代要求。随着现代医学科学的发展,病人要求护理工作提供全面、整体、高质量的服务,以满足其身心各方面的要求,这不仅取决于护理人员的素质和技术水平,更依赖于科学的管理,尤其是需要有现代化的质量管理。

4. 护理质量管理内涵的多样性和质量管理的复杂性,需要全面管理。随着社会的发展,病人对医疗护理的期望值越来越高,例如要求医院有优美舒适的环境、合理的收费、高水平的治疗与护理等,这就要求护理管理人员不但要抓好服务态度,而且要有高水平的临床护理技术,并把好护理全过程的质量关。

因此,建立科学有效、严谨完善的质量管理体系是保证护理质量的基础,采用先进的质量管理方法是提高护理质量的有效举措。护理质量管理不仅对开展护理工作具有重要的现实意义,同时对促进护理学科建设与发展、提高科学管理水平也具有深远的意义。

三、护理质量管理的特点和原则

护理质量管理是医院质量管理的重要组成部分,具有自身的特点,必须遵循一定的原则。

(一) 护理质量管理的特点

1. 综合性。随着科技的进步和医疗事业的迅速发展,护理质量管理的范围越来越广泛,主要包括服务工作质量、业务技术质量、心理护理质量、环境管理质量、生活管理质量等各类管理质量。此外,护理质量管理还受到物资供应、病人膳食质量、护理专业学生的教学质量等因素的影响。

2. 协同性。护理工作与各级医师的诊断、治疗、手术、抢救等医疗工作密不可分,同时与医技科室及后勤服务部门工作也有密切的联系。大量的护理质量问题，都是从相关部门协调服务、协同操作中表现出来的。因此，护理质量管理必须加强协调管理。

3. 严谨性。护理服务对象是人，提供护理服务的护士也是人，是具有不同背景、不同价值观、不同性格特点、不同能力的人，他们既具有生物属性，也具有社会属性。在护理活动中，不同的人，因其素质、经历和对护理服务的期望值不同，而对护理服务的感觉和评价也不一样。因此护理工作有不同于其他服务行业的特点，这就决定了护理管理更具科学性、严谨性，任何一个环节的疏漏，都会给病人带来不可挽回的损失。

4. 技术性。护理工作是操作性、技术性很强的服务，因此，护理技术在护理质量管理中具有非常重要的作用和特征。它要求护士不仅要有高尚的道德情操，更要有精湛的护理技术，才能为病人提供高质量的服务。护理质量管理单靠经验管理是远远不够的，必须引进现代质量管理的方法和技术，才能保证高质量的护理服务。

（二）护理质量管理的原则

1. 以病人为中心的原则。护理质量管理的目的是满足病人及其家属的期望，保证以最佳的工作状态，为他们提供优质的服务。所以在进行护理质量控制时，要从病人生理、心理、社会因素出发，围绕病人的治疗、护理和服务的流程，注重监督与评价，不断改进工作和解决存在的问题，真正树立为病人服务的思想。坚持以病人为中心是护理质量管理的首要原则。

2. 预防为主的原则。护理服务的高质量是由预防来体现的，对护理质量管理的产生、形成和实施全过程中的每一个环节都应充分重视。要树立“三级预防”的观点，把管理的重点从事后把关前移到事先控制上，从终末质量管理前移到注重基础质量和过程质量管理上，实行预防为主、防检结合、重点提高的方针。

3. 标准化原则。质量标准化是质量管理的基础和法规。护理质量管理的第一步，就是制定各项规章制度、岗位职责、各类护理工作质量标准及质量检查标准、操作规程等，使护士在工作中一切按规章制度办事，按质量标准要求去做，使护理管理者能按标准要求去检查、督促，做到工作有标准、评价有依据，使护理行为逐步规范化、制度化、科学化。

4. 系统管理原则。用系统观点去认识和组织质量控制活动，对护理质量形成的整体过程、相互联系的各种要素之间关系以及整体与要素之间关系都予以控制，可以使整体功能提高。按照系统的相关性、整体性、动态性、目的性等基本特征去理解、分析、解决质量管理中的问题，在实施控制时保证信息反馈的有效运转，可以使护理管理活动更具有科学性、实用性。

5. 分级管理的原则。护理质量管理组织网络是由不同层次人员所组成，按层次的不同，其职责有所侧重。护理质量管理的重点是确定护理质量目标，拟订质量标准，制定质量控制计划、管理制度，实施质量教育和质量检测评价。各病区护士长侧重贯彻和落实质量标准、规章制度、护理常规等，在护理活动中督促下属人员实施自我控制、同级控制、逐级控制，调动护理人员实现护理目标的主动性、积极性。

6. 数据化管理的原则。质量管理强调“用数据说话”，要求对收集的资料、数据进行分析和统计处理，注重方法科学，讲究事实客观。标准中有一些是定量标准，如果是定性标准也应尽可能把它数据化，以便于统计处理。只有依靠数据，才能对现象的本质进行科学的分析、判断和预测。正确地反映医院护理质量状况，必须以客观事实和数据为依据。

7. 动态发展的原则。护理质量的管理过程是一个动态的、发展变化的过程。因为护理管理的对象及管理目标也是变化和发展的，护理活动的本身又是复杂多变的，所以质量也是随之变化的。动态管理要求根据不同项目、不同背景、不同情况有针对性地采用调节、变通的管理方法，以适应客观事物的各种变化。护理质量的管理，必须坚持不断研究新情况、解决新问题，在动态中求发展，在发展中求进步。

第二节　护理质量管理的基本方法

质量管理除需要有一套科学合理的工作方法，即按照科学程序或步骤进行质量管理活动外，还需要行之有效的管理方法和技术作为支持，才能取得不断提高质量的良好效果。

一、PDCA 循环管理法

循环管理法（PDCA）是20世纪50年代由美国质量管理专家戴明根据信息反馈原理提出的全面质量管理方法，故又称戴明循环，简称“戴明环”。这个循环包括质量保证系统活动必须经历的四个阶段，即计划（plan）、执行（do）、检查（check）和处理（action），简称PDCA（图8－1）。所谓循环管理法就是从找出问题到采取管理措施进行改进工作，并不断延续下去的管理过程。

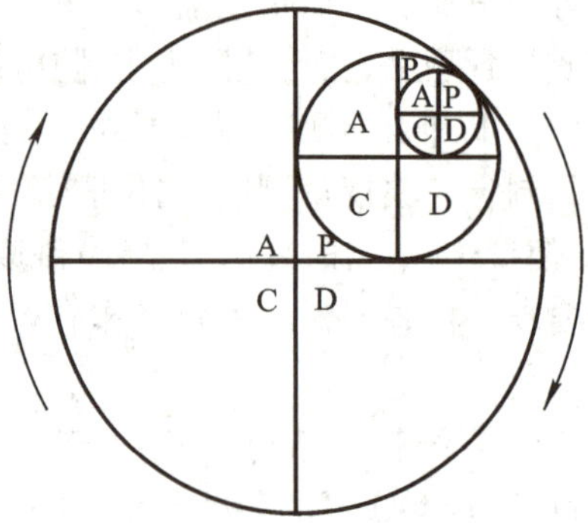

图8－1　PDCA 循环

（一）PDCA 循环步骤

1. 计划阶段。经分析研究，确定质量管理的方针、目标、项目和拟订相应措施。计划阶段包括四个步骤：① 分析质量现状，找出存在的主要问题。② 分析影响质量的各种因素。③ 找出影响质量的主要因素。④ 针对主要原因，拟订质量目标、计划和措施。

2. 执行阶段。按照预定计划和措施具体组织实施和执行。即将拟订的质量目标、计划、措施具体落实到各执行部门和人员，以保证其实现计划目标和完成任务。

3. 检查阶段。把执行的结果与预期目标对比，全面了解、检查计划实施的情况，肯定成绩，找出差距，同时总结成功经验与失败教训。

4. 处理阶段。包括：① 把成功经验纳入标准规范惯性运行，对失败教训记录在案防止再次发生，对查出的问题立即采取措施。② 把不成功的遗留问题转入下一个循环中去解决。

（二）PDCA 循环特点

1. PDCA 四个阶段是一个连续的整体。虽然 PDCA 循环分为四个阶段，但它们之间不是截然分开的，而是紧密衔接的一个整体。有了计划必须实施，实施后必须检查，检查后必须分析，要找出问题，并加以解决，并把新出现的问题转入下一个循环，如此周而复始的运转。四个阶段缺一不可，否则循环中断，管理就无法达到目的，工作质量无法提高。

2. 大循环套小循环，保证目标完成。PDCA 作为企业管理的一种科学方法，同样也适用于护理管理。医院工作是大目标，为保证目标完成，医院必须制定一个大的 PDCA循环。从一定意义上说，护理部就是大循环中的一个 PDCA 循环，也叫中循环；各个护理单元又有各自的 PDCA 小循环，这样大循环套中循环，中循环套小循环，保证了医院总的目标顺利完成。同时，通过各种中循环、小循环，把医院各科的工作有机地联系起来，协同作战，共同完成全院的总任务。

3. 不断循环，不断提高。PDCA 循环不是停留在一个水平上的简单重复，而是阶梯式上升（图 8－2），每循环一圈就是一个管理周期，每循环一次，就要解决一些管理中的质量问题，就意味着前进了一步，质量水平就有了新的提高。这也是护理质量全面管理必须坚持的工作方法。

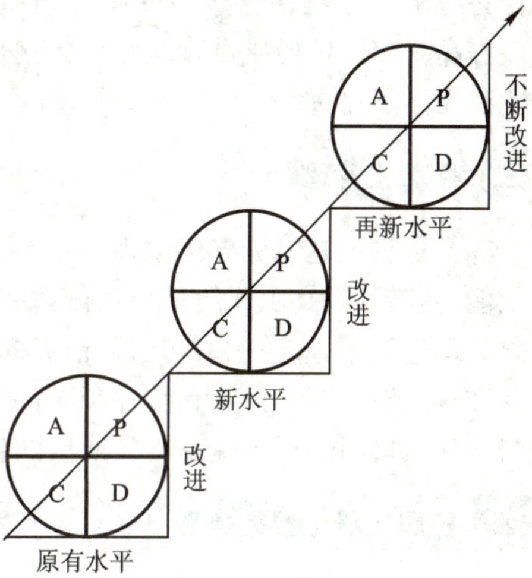

图 8－2 PDCA 循环阶梯式上升

护理质量管理运用 PDCA 循环管理法，目的是建立护理质量管理的循环体系，使护理质量管理工作达到最优化。

二、标准及标准化管理

标准化起源于 20 世纪 20 年代美国外科协会发起的标准化运动，60 年代在西方国家得以广泛应用，并不断完善和发展，从 80 年代起应用于我国的医院管理中。在吸收借鉴国外经验的基础上，我国形成了具有中国特色的医院标准化管理体系和管理模式，制定了全国统一的医院分级管理标准。1989 年卫生部颁发的《综合医院分级管理标准》（试行草案），其中包括护理管理评审标准，这便是标准化管理法在护理工作中的具体应用。

（一）标准

标准是衡量事物的准则，是共同遵守的原则或规范，也是衡量各项工作的标尺和依据。标准要运用科学方法制定并组织实施。如医院工作中的岗位职责、规章制度、技术操作规程均属于广义的标准。《护士条例》、《综合医院分级管理标准》是正式颁布的管理标准。标准一旦确定，就具有法规的作用，对于执行标准的任何人都具有法规性的约束力。

护理质量标准是护理质量管理的基础，是以护理科研成果、护理实践经验、护理技术操作常规为依据，对护理工作中比较稳定的重复性工作项目或护理技术所做出的统一规定，并经主管部门批准和发布，作为护理工作必须遵循的准则。

（二）标准化

科学地制定标准和贯彻执行标准的全部活动过程称为标准化。即以制定和贯彻标准为工作内容，进行计划、组织和控制的管理过程。标准化包括制定标准、执行标准和修订标准三个程序。活动过程是 PDCA 循环运行过程，每完成一次循环，标准化水平就提高一步。护理质量管理标准化就是制定、修订质量标准，实施质量标准，进行标准化建设的工作过程。

（三）标准化管理

标准化管理是以标准化原理为指导，把标准化贯穿于管理全过程，以增进系统整体效能为宗旨，提高工作质量与工作效率为根本目的的一种科学管理方法。在实施标准化管理过程中，应遵循一切活动依据标准、一切评价以事实为准绳的原则，做到工作有标准、标准有控制、控制有程序、程序有信息、信息有反馈、落实有成果，真正做到管理科学化、具体化，达到提高工作质量的目的。

（四）护理质量标准的意义

护理质量标准产生于护理临床与管理实践，是实践经验的总结，是医学科学技术和管理科学技术相结合的产物。护理质量标准对护理管理实践起着衡量和指导作用，不仅是护理质量的保证和促进因素，而且是护理工作惯性运行的行为规范和质量管理的依据。

ISO9000 国际质量标准加速了我国护理质量管理和国际接轨的过程。实施 ISO9000 国际质量标准，可以使护理质量标准体系趋于完善，保证病人能获得最佳、最到位的护理服务。

第三节　护理质量评价

质量评价是质量检查的继续。检查是为了发现问题，控制是为了解决问题，这需要对发现的问题性质及程度、解决问题的效果做出正确判断。质量评价就是做出判断，是质量检控的有机组成部分。

护理质量评价是一个系统工程。评价主体包括由病人、工作人员、科室、护理部、医院及院外评审机构构成的系统;评价客体包括由每个技术项目、每个护理病例、每位护士、每个科室或整个医院构成的系统;评价过程是收集资料、资料与标准的比较、做出判断的系统过程。

一、临床护理活动的质量评价

对临床护理活动的评价就是衡量护理工作目标完成的程度,衡量病人得到的护理效果。根据评价的内容分为三种类型。

(一)基础质量评价

基础质量评价即要素质量评价,主要着眼于评价执行护理工作的基本条件,包括组织机构、物质设施、仪器设备及护理人员的素质。这些要素通过管理结合成为基础质量结构,即要素质量。具体评价内容如下:

1. 护理质量控制组织机构。可根据医院的规模,建立二级或三级质控组织,包括护理部、各大科、各护理单元的质量监控组,采用逐级控制,定期或不定期地进行质量控制活动。

2. 护理单元的设施。如病区的布局是否合理,病人床单元的物品配备是否齐全,能否保证供应等,应按《综合医院评审标准》来评价。

3. 药品器材。物资基数应保证定量供应,器械、仪器设备先进齐全、性能完好,随时处于备用状态。

4. 人力安排。护理人员的数量、学历结构、职称应符合医院分级管理要求。病区人员组成结构应合理、人力安排合适等。

5. 环境。各护理单元是否清洁、整齐、舒适、安全。

6. 其他。各种规章制度、护理常规、操作规程等是否齐全,能否切实执行,有无各项工作质量标准和质量控制标准。

(二)环节质量评价

环节质量评价即过程质量评价,主要是以“护理人员”的取向,针对护理工作过程的评价。可以评价护士护理行为活动的过程是否达到了质量标准,以便及时地了解质量执行情况,纠正护理偏差。其中主要评价护理过程中各环节操作程序、管理环节等。具体包括以下内容:

1. 服务流程。是否以病人为中心,开展主动服务,如门急诊病人的就诊服务流程,出入院病人的服务流程,住院病人的各种检查、治疗和生活护理、消毒隔离、医院内感染的管理等。

2. 开展整体护理的情况。是否应用护理程序的工作方法组织临床护理活动,采取有效的护理措施,解决病人现存的和潜在的问题。

3. 护理技术操作是否按标准的、规范的程序进行。

4. 观察病情及病人对治疗的反应,是否根据病情的动态变化修改护理计划、及时做好护理记录等。

5. 执行医嘱准确率，临时医嘱执行是否及时。

6. 心理护理及健康教育的覆盖率。

（三）终末质量评价

终末质量管理即结果质量评价，主要是评价护理活动的最终结果和护理服务结果对病人的影响，也就是病人得到的护理效果质量。常用的评价指标见表8－1，这些指标数据是评价终末质量的依据。

基础质量、环节质量、终末质量三方面评价是不可分割的整体，反映了护理工作的全面质量要求。临床上一般采用三者相结合来评价，即综合评价。

表8－1　护理质量指标及计算方法

序号	指标项目	计算方法	质量指标			说　明
			一级医院	二级医院	三级医院	
1	护理工作和服务态度满意度	每份问卷满意度得分之和/应答人数×100%	≥80%	≥80%	≥80%	达标按《医院基本标准》中医德医风建设标准的要求，列入全院综合指标
2	年计划目标达标率	$\frac{\text{达标项目数}}{\text{年计划目标项目数}}\times100\%$	≥85%	≥90%	≥95%	目标明确、措施可行，达标有依据
3	护理人员年培训率	$\frac{\text{已培训人数}}{\text{护理人员总数}}\times100\%$	≥5%	≥10%	≥15%	培训指进修、脱产学习、自学考试
4	护理人员年考核合格率	$\frac{\text{合格人数}}{\text{参加考核人数}}\times100\%$	≥85%	≥90%	≥95%	考核按层次进行理论、技术操作考试和平时工作考核。被考核人数占总数的95%
5	护理人员“三基”平均达标率	$\frac{\text{达标人数}}{\text{护理人员总数}}\times100\%$	≥70%	≥75%	≥80%	三基内容以中等护理专业教材为基准
6	护理技术操作合格率	$\frac{\text{合格人数}}{\text{被抽查人数}}\times100\%$	≥85%	≥90%	≥95%	随机抽查
7	基础护理合格率	$\frac{\text{合格人数}}{\text{被抽查病人数}}\times100\%$	≥80%	≥85%	≥90%	抽查病区内重症病人
8	特护、一级护理合格率	$\frac{\text{合格人数}}{\text{被抽查病人数}}\times100\%$	≥80%	≥85%	≥90%	抽查特护、监护及一级护理病人
9	五种护理表格书写合格率	$\frac{\text{合格人数}}{\text{被抽查份数}}\times100\%$	≥85%	≥90%	≥95%	抽查五种护理表格

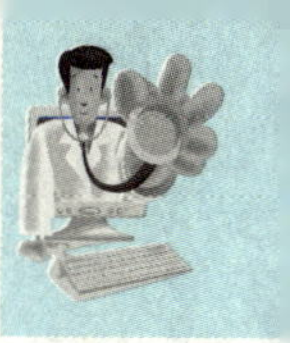

续表

序号	指标项目	计算方法	质量指标 一级医院	质量指标 二级医院	质量指标 三级医院	说明
10	责任制护理开展病房数	$\frac{\text{开展病房数}}{\text{全院病房数}}\times100\%$		≥10%	≥20%	一级重症病人有护理病历、执行护理计划、有效果评价和出院指导
11	急救物品完好率	$\frac{\text{合格件数}}{\text{抽查件数}}\times100\%$	100%	100%	100%	随机抽查若干件
12	常规器械消毒灭菌合格率	$\frac{\text{合格件数}}{\text{抽查件数}}\times100\%$	100%	100%	100%	随机抽查若干件
13	年压疮发生次数		0	0	0	除特殊病情不许翻身外
14	每百床护理严重差错发生次数		≤1	≤0.5	≤0.5	严重差错定义同前
15	年护理事故发生次数		0	0	0	
16	一人一针一管执行率	$\frac{\text{已执行科室数}}{\text{应执行科室数}}\times100\%$	100%	100%	100%	
17	陪护率	$\frac{\text{陪护人数}}{\text{住院病人数}}\times100\%$		≤8%	≤5%	列入全院综合指标

二、临床护理活动评价程序

进行护理质量评价，必须按一定的程序进行，包括制定质量评价标准、收集信息与评价、纠正偏差等程序。

（一）制定质量评价标准

标准是质量检查的依据，是衡量事物的准则，是医疗护理实践与管理实践的经验总结，是经验与科学的结晶。只有把事实与标准比较，才能找出差距，评价才有说服力。质量评价的标准可请院内外专家制定，同时设计评价方案，采取反映工作数量和工作质量的统计指标，构成指标体系。

1. 评价标准的要求。主要包括：① 标准要具体，文字简明扼要，重点突出，主次分明。② 符合实际情况，明确易懂，便于评价对象理解与接受。③ 评价方法可测量。结合使用定性与定量方法，力求用数据说话。

2. 方法。采用对照质量评价标准→确定有关评价信息→决定信息收集的方法、途径。各护理部门可根据需要确定一些标准，这些标准一方面可成为护理人员的行为准则和规范，另一方面可作为质量评价标准，通过定期或不定期检查来评价护理效果。

（二）收集信息与评价

1. 途径。

（1）建立汇报统计制度。质量管理要依靠质量信息的畅通和反馈，所以，质量情报工作很重要。对护理工作质量的统计数据应及时准确，做好日累计、月统计工作。

（2）建立质量检查制度。可用定期检查与抽查结合的方式，用检查所收集到的信息与标准对照，获得反馈信息，计算达标程度。还可从护理病历中查阅有关护理程序执行情况的信息，征求病人对护理人员的意见，通过观察护士操作过程获得过程质量或护士行为信息。

2. 方法。通过检查获得护理工作水平信息，将信息反映出来的实际情况与标准相对照并制作质量图表，以反映出各个不同时期、不同护理单元质量控制趋势，进行信息反馈及评价。

（三）纠正偏差

对评价结果进行认真总结和分析，及时找出存在问题，提出纠正措施与改进方案，并通过多种途径和形式进行反馈，如通过护士长例会、护理通讯等进行反馈，达到改进工作、提高护理工作效率和工作质量的目的。

三、评价的组织工作

（一）建立护理质量监控网络

建立完善的质控组织是护理质量管理的重要一环。在我国医院内护理质量监控网络一般是指以三级质控组织为中心、全体护士参与的质量控制网络，与护理服务有关的其他各支持系统协调工作，形成一个目标明确、协调有效的管理工作系统。也有部分医院在护理部下设质量控制小组，经常深入临床，直接获取护理质量信息，并及时向护理部反馈。

（二）护理质量评价形式

1. 自我评价与他人评价。自我评价是由本人或本单位对自己的工作进行自我评价，以纠正工作中偏差。他人评价包括院内与院外评价，同级护理人员、同事间相互评价是院内评价；由上级主管部门组成评审组、病人和病人家属进行评价是院外评价，如医院等级评审工作。

2. 全程评价与重点评价。全程评价就是对护理活动全过程进行分析评价，主要是检查护理的整体情况，找出普遍存在的问题和需要改进的方面，为进一步修订质量标准指明方向。重点评价是对某单项质量评价，如技术操作考核，所需时间短，且分析仔细，易于发现存在的不足之处，及时提出解决问题的办法，采取补救或纠正措施。

3. 事前评价与事后评价。事前评价是在标准实施前进行评价，找出质量问题，明确实施标准应重点解决的问题。事后评价是在某项标准实施后进行的评价，为质量改进指明方向。

4. 定期评价与不定期评价。定期评价是在规定时间内进行评价。不按规定时间、随机进行的评价称不定期评价。不定期评价真实性强。

四、护理差错事故的管理

护理差错、事故均属于护理缺陷范畴，护理缺陷是指在护理活动中违反医疗卫生法律、法规和护理规章与规范等，造成护理技术、服务、管理等方面的失误。护理差错事故是影响医疗护理质量的重要因素，关系到病人疾苦和生命安危，因此，护理人员必须加强责任心，认真执行各项规章制度，严防差错事故的发生。

（一）医疗事故

2002 年 2 月 20 日国务院五十五次常务会议通过的《医疗事故处理条例》第一章总则中指出：医疗事故是指医疗机构及其医务人员在医疗活动中，违反医疗卫生管理法律、行政法规、部门规章和诊疗护理规范、常规，过失造成病人人身损害的事故。根据对病人人身造成损害程度，划分为四级：

一级医疗事故：造成病人死亡、重度残疾的。

二级医疗事故：造成病人中度残疾、器官组织损伤导致严重功能障碍者。

三级医疗事故：造成病人轻度残疾、器官组织损伤导致一般功能障碍者。

四级医疗事故：造成病人明显人身损害的其他后果。

具体分级标准由国务院、卫生行政部门制定。

（二）护理差错

凡在护理工作中责任心不强，粗心大意，不按规章制度办事或技术水平低，对病人造成直接或间接影响，但未对病人造成死亡、残废、器官组织损伤等严重不良后果者称护理差错。

1. 严重差错。指在护理工作中，由于责任心不强，违反操作规程或查对不严发生错误，给病人造成一定痛苦，但未构成护理事故的差错。如执行查对制度不认真、发错药、打错针，给病人增加痛苦，护理不周发生Ⅱ°压疮等。

2. 一般差错。指在护理工作中，由于责任心不强，违反操作规程或查对不严发生错误，未给病人造成不良后果的差错。如护理记录不准确、标本留置不及时，但尚无不良影响或未影响诊断治疗者等。

（三）护理差错事故的常见原因

1. 护理人员的责任心不强。护理人员工作不认真、擅离职守、不认真执行查对制度是造成护理差错事故的主要原因。

2. 护理人员的技术水平较低。护理人员的技术水平低,临床经验不够。

3. 护理服务的基础条件较差。护理基本设施、病室布局、护理工作量、医疗护理的配合和协调是发生护理差错事故的客观原因,如护士超负荷工作造成接受信息迟缓、反应减慢、疲倦和精力分散等。

4. 服务对象的期望值过高。服务对象对护理服务的期望值过高,护患之间缺乏沟通,护士热情与通情不够,与客观现实相比存在一定差距导致负性情绪等。

5. 病人维权意识增强。随着医学科技的进步,信息资讯网络的发展,服务对象健康知识增加,消费者权利意识、病人维权意识增强,护患关系紧张,护理纠纷增多。

(四) 护理差错事故的预防与处理

1. 护理差错事故的预防。护理差错事故控制的关键在预防。一方面要加强对护理人员安全意识的教育和业务知识的培训提高,另一方面要建立健全和严格执行各项管理制度,特别对易出差错的人、易出差错的时间、易出差错的药物、易出差错的环节、易出差错的部门要进行经常性的监督检查,才能从根本上减少护理差错和杜绝护理事故的发生。

2. 护理差错事故的处理。根据《医疗事故处理条例》的有关规定,以事实为依据,客观地、实事求是地公正处理。既要考虑到造成的影响及后果,又要注意保护护理人员的合法权益,按标准如实评定及处理。护理事故的鉴定由医学会组织专家鉴定。

护理事故及差错的处理不是目的,关键在于吸取教训,将防范重点放在预防同类问题的重复发生上。应视情节及后果,对当事人进行批评教育,责令其写出书面检查,并召开有关会议,对事故及差错的原因与性质进行分析、讨论,提出处理和改进意见,达到教育本人、也教育大家的目的。

第四节 医院分级管理和护理管理标准

医院分级管理是运用现代医院管理理论,在总结我国三级医疗卫生网建设和文明医院建设经验的基础上,借鉴国际上先进经验,建立和实行的一种医院宏观管理体制。

从 1989 年卫生部发布《医院分级管理办法(试行草案)》和《综合医院分级管理标准(试行草案)》以来,20 多年的实践证明,医院分级管理使医院在整体管理水平、医疗服务质量及有限卫生资源的有效利用上均明显提高,对推动和促进我国医疗卫生事业的发展起到了积极的作用。

一、医院分级管理的概念和作用

(一) 医院分级管理的概念

医院分级管理是根据医院的不同功能、不同任务、不同规模和不同的技术水平、设施条件、医疗服务质量以及科学管理水平等，将医院分为不同级别和等次，并对其实行各自不同的标准化管理和目标管理。

（二）医院分级管理的作用

1. 近期作用。医院实行分级管理，对医疗机构具有宏观控制和行业管理的功能，有利于促进医院深化改革，有利于医院基础质量的管理和提高，有利于加强医德医风的建设，有利于整顿医疗收费标准。

2. 远期作用。

（1）有利于实施初级卫生保健。强调各级医院，尤其是一、二级医院必须参与初级卫生保健，积极开展社区护理和多形式的预防保健活动。

（2）有利于三级医疗网的巩固和发展。不同级别的医院具有不同的功能，三级医疗网的建设，可促进基层医疗单位充分发挥作用，合理分流病人，减轻二、三级医院压力，改善医疗系统的整体运转和效能。

（3）有利于充分利用有限的卫生资源。医院分级管理强调和要求做好医院服务半径内人群或服务对象的卫生服务调查，在此基础上依据人群的实际需求进行统一规划，决定医院设置布局、规模、技术建设，以利充分利用有限的卫生资源。

（4）有利于医院总体水平的提高。医院的分级主要是依据医院基础医疗质量，医疗、教学、科研全面发展和科学管理水平及多方面的综合指标体系，因此，医院分级管理有利于医院总体水平的提高。

（5）有利于调动各方面的积极性，共同发展和支持医疗事业，体现大卫生观点。医院分级管理的标准具有科学性、先进性，是医院建设、发展和管理的法律性文件，有利于引导医院内外、社会各界的关心和支持。

二、医院的分级与分等

医院的分级与国际上三级医院划分方法一致，参照我国已形成的三级医疗网格局，根据医院规模、功能、任务不同划分，由基层向上，逐级称为一级、二级、三级。直接为一定范围社区服务的医院是一级医院，如社区卫生服务中心（站）、农村的乡镇（中心）卫生院；为多个社区服务的医院是二级医院，如直辖市的区级医院、农村的县医院；一个大卫生区域或面向全省、全国服务的医院是三级医院，如省级医院等。

各级医院分为甲、乙、丙三等，三级医院增设特等。也就是说，我国的医院共分三级、十等。医院的分级管理，鼓励医院升等，而不是鼓励升级。

三、护理管理标准

护理管理标准体系由一、二、三级综合医院的基本标准和分等标准所构成。每部分既含定性标准，亦含定量标准。

(一) 护理管理标准体系

1. 基本标准。

(1) 护理管理体系。包括组织领导、所配备的护理管理人员的资格及数量、护理人员编制的结构与比例等。

(2) 规章制度。包括贯彻执行1982年卫生部颁发的《医院工作制度与医院工作人员职责》有关护理工作的规定。结合医院实际,认真制定和严格执行以各级护理人员岗位责任制为中心的各项护理制度、各级各班护理人员职责、疾病护理常规和各项护理技术操作规程、各级护理人员继续教育制度等。

(3) 医德医风。即贯彻执行综合医院分级管理标准中相应级别医院医德医风建设的要求,结合护士素质,包括仪表端庄、言行规范,病人对护理工作、服务态度达到的满意度要求。

(4) 质量管理。包括健全的质量管理组织、明确的质量管理目标和切实可行的达标措施;具有质量标准和质控办法,定期检查、考核和评价;严格执行消毒隔离及消毒灭菌效果监测制度;具有安全管理制度及措施。

(5) 护理单元管理。包括对病区、门诊、急诊室、手术室、供应室等管理应达到布局合理,清洁与污染物品严格区分放置,基本设备齐全、适用;环境整洁、安静、舒适、安全,工作有序。

2. 分等标准。

(1) 护理管理标准。包括护理管理目标、年计划目标达标率要求;护理工作发展规划、年工作计划、季安排、月重点及年工作总结;护理人员培训、进修计划、年培训率达标要求;护理人员考核制度和技术档案,年考核合格率要求;护理质量考评制度,定期组织考评;护理差错、事故登记报告制度,定期分析讨论;对护理资料进行登记、统计,三级医院要求对资料的动态进行分析与评价,并达到信息计算机管理。

(2) 技术标准。包括护理人员三基(基础理论、基本知识、基本技能)平均达标分数;掌握各科常见病、多发病的护理理论、护理常规;具有与三级医院医疗水平相适应的护理技术水平;熟练掌握护理急救技术,熟悉抢救程序、抢救药品和抢救仪器的使用;掌握消毒灭菌知识、消毒隔离原则及技术操作;不同级别医院分别承担初、中、高等护理专业的临床教学任务;二三级医院分别承担下级医院的护理业务指导,护理人员的进修、培训和教学任务;开展护理科研工作、学术交流和发表论文,开展护理新业务、新技术的能力与数量要求,对不同级别医院均应达到相应标准;二三级医院应能熟练掌握危、急、重症病人的监护,达到与医疗水平相适应的护理专科技术水平。

(二) 护理质量评价指标及计算方法

医院分级管理中护理质量指标共计17项,各级医院质量标准原则相同,指标要求有所差别(见表8-1)。

三级特等医院其护理管理总体水平除达到三级甲等医院标准外,要求全院护理人员中取得大专以上学历或相当于大专知识水平证书者≥15%;医院护理管理或重点专科护理在国内具有学科带头作用;有独立开展国际护理学术交流的能力。

单元小结

护理质量管理是护理管理的核心,直接反映护理工作的职业特点和工作内涵。质量管理工作是有计划、有策略、具有系统性的整体管理过程。在医疗护理服务中,既包括技术服务质量,也包括对服务对象无限关爱的过程质量。质量是人们在思想中对某种产品或服务的客观反映,是按同一标准进行比较和鉴别的。质量管理就是保证向消费者(服务对象)提供高质量产品或服务的活动过程。护理质量管理具有综合性、协同性、严谨性、技术性等特点,应坚持以病人为中心、预防为主、标准化、系统管理、分级管理、数据化管理、动态发展的原则;应制定标准、执行标准和修订标准,实行标准化管理,常采用 PDCA 循环(又称戴明循环)的全面质量管理方法。护理质量管理应制定包括基础质量、环节质量、终末质量三方面的质量评价体系,及时收集整理和分析各种信息,并做出相应评价。严格执行《医院分级管理办法(试行草案)》和《综合医院分级管理标准(试行草案)》,严防护理差错事故的发生。

关键术语

质量　质量管理　护理质量管理　PDCA 循环管理法　标准化　标准化管理　医院分级管理　护理管理标准　护理质量指标　医疗事故　护理差错

复习思考题

1. 质量、质量管理、护理质量管理的概念是什么?护理质量管理的特点和原则有哪些?

2. PDCA 循环管理法的四个阶段及循环特点是什么?

3. 标准及标准化管理的概念是什么?在临床护理管理中,有哪些质量标准?

4. 护理质量评价有几种类型?其评价内容有哪些?临床护理活动评价有哪些程序?

5. 医疗事故、护理差错如何分级?

6. 病人张大爷,65 岁,因支气管哮喘而住院,曾有青霉素过敏史。有一天下午刘护士误将邻床的青霉素 80 万 U 给张大爷肌内注射,致使张大爷出现过敏性休克,经过紧急抢救,虽脱离了生命危险,但病情加重了,经过几天治疗后才得以恢复。请问这种情况是不是护理差错事故,属于哪一级?你认为如何才能减少护理差错事故的发生?

阅读材料

以下是某一所新建的二级综合性医院护理工作年终考评的背景材料:

1. 考评情况

(1) 医院概况:建院已二年,现开设病床 750 张,分为 20 个护理单元;日平均门

（急）诊 2 200 人（次），住院 720 人（次），病床使用率 96%。

（2）护理队伍：全院有护士 342 人，其中本科学历 47 人，专科学历 126 人，中专学历 169 人；副主任护师 11 人，主管护师 66 人，护师 118 人，护士 102 人，未定级护士 45 人，他们都是近两年来自不同类别的医院和新毕业的护士，上岗前未经系统严格的培训。

（3）年终考评情况：全院护理工作无专门计划，各项规章制度不够健全，虽有一些技术操作标准，但未能严格执行，加之平时检查指导不到位、奖罚不明，只有 8 个护理单元护理工作质量达标；一年中有 5 例危重病人出现压疮，发生严重护理差错 15 起。

2. 分析思考的问题

（1）分析该院护理工作存在问题的主要原因。

（2）针对护理工作中存在的主要问题，提出加强质量管理的具体措施。

第九单元
护理业务技术管理

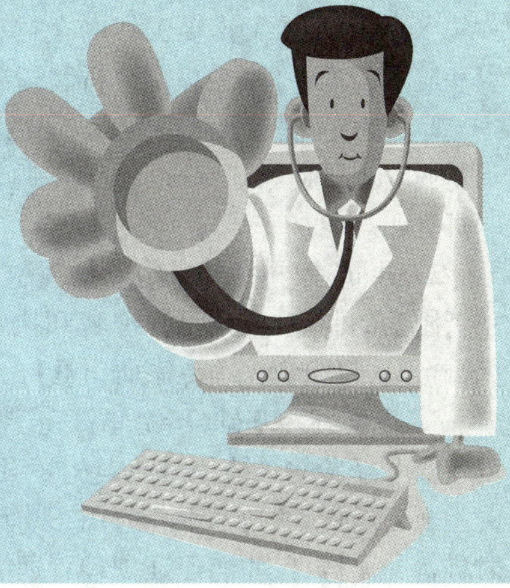

学习要点

护理业务技术管理的概念;护理管理制度的制订原则;护理管理制度实施的要求;医院感染的概念;医院感染的监测、管理与控制;护理信息管理的内容和管理的措施;《护士条例》。

护理业务技术管理是护理管理的核心,也是衡量医院护理管理水平的重要标志。在以人的健康为中心,以护理人员为主要对象的现代护理管理中,护理业务技术管理水平直接影响护理服务质量和医院整体护理水平。

第一节　护理业务技术管理的内容

护理业务技术管理是对护理专业范围内的业务技术活动进行计划、组织、协调和控制,使护理技术活动能准确、及时、安全、有效地服务于临床,以达到高质量、高效率地完成护理目标的管理工作。

一、护理管理制度

护理管理制度是长期护理工作实践经验的总结,是护理工作客观规律的反映,是处理各项工作的标准,是检验护理工作质量的依据,也是提高医疗护理质量,减少和防止护理差错事故发生,改善服务态度的重要保证。

(一) 护理管理制度的制订原则

1. 明确目的与要求。建立任何一种护理管理制度,都应坚持以病人为中心、满足病人需要的指导思想,从病人的利益出发。通过细致的调查研究,特别对新开展的业务技术项目,要了解该项工作的全过程和质量标准,以及承担该项工作人员的岗位职责和应具备的条件,经综合分析制订出切实可行的制度。

2. 文字简明扼要,易于理解记忆。护理制度种类繁多,各项制度均需各级护理人员掌握。为了便于记忆、理解和掌握,力求文字精练、条理清晰、重点突出、内容完善、职责分明。

3. 共同参与,领导审定。护理制度来源于实践,同时又必须具有权威性。因此,一项新制度的制定,应该是管理者和执行者共同参与,反复思考讨论,拟订出草案,经临床试行后,再组织护理专家研讨修订,报医院审批执行的。

4. 以实践为基础,不断修订完善。护理管理制度是以实践为基础,是对长期护理工作实践经验的总结。因此,它是不断发展变化的。随着护理学科的发展、医疗器械的不断更新、新的技术不断应用,原有的规章制度必然不能适应护理学的发展,故应及时进行补充修订,才能保证护理管理能够有效地进行。

(二)护理管理制度的分类

护理管理制度分为:岗位责任制、一般制度及护理业务部门的工作制度。

1. 岗位责任制。是护理管理制度中的重要制度之一。它明确各级护理人员的岗位职责和工作任务,把护理工作任务和职责落实到每个岗位和每一个人,既有分工,又有合作,既有利于提高工作效率和服务质量,又有利于各项护理工作的顺利开展。

护理工作按照个人的行政职务和业务技术职务,制订不同的护理工作岗位职责。主要包括:护理副院长职责、护理部主任(总护士长)职责、科护士长职责、护士长(副护士长)职责、主任(副主任)护师职责、主管护师职责、护师职责、护士职责、护理员职责等。

2. 一般护理管理制度。是指护理行政管理部门与各科室护理人员需共同贯彻执行的有关制度。医院根据本院不同的等级和工作需要制订护理管理制度。它主要包括:病人出入院制度;病人、探陪人员管理制度;执行医嘱制度;查对制度;值班、交接班制度;消毒隔离制度;差错事故管理制度;饮食管理制度;卫生宣教制度;物品、药品、器械管理制度;抢救制度;医疗文件管理制度;分级护理制度;护理查房制度;护士长总值班制度及会议制度等。

3. 护理业务部门的工作制度。是指护理业务各部门各级护理人员需共同遵守和执行的有关工作制度。主要包括:病房工作制度;门诊工作制度;急诊科(室)工作制度;治疗室工作制度;换药室工作制度;手术室工作制度;分娩室工作制度;母婴室工作制度;供应室工作制度;烧伤病房工作制度;监护病房工作制度;病人安全管理制度等。

(三)护理管理制度实施的要求

1. 建立技术管理的组织体系。健全护理指挥系统,职责明确,并拥有相应的权力,保证业务技术管理的正常运行。建立护理部主任—科护士长—病区护士长垂直管理的领导体制,明确管理权限,落实管理责任。

2. 加强思想品德教育。定期组织各级护理人员进行学习,特别是对新参加工作、进修、实习的护理人员,必须集中学习,掌握各项规章制度,提高自觉执行规章制度的自觉性,树立严谨的工作作风。

3. 提高护理人员的业务技术水平。加强护理人员的基础理论、基本知识、基本技能的训练,使之掌握护理学科和相关学科的新进展,提高护理专业理论水平和实践技能,明确各项制度的科学根据,确保实施制度的完整性与准确性。

4. 加强监督检查。医院从事护理管理工作的各级领导要经常深入临床第一线,有目的、有重点地进行检查和指导。

(1) 定期检查。每周护士长组织本科护理人员检查,每月科护士长组织全科护士长检查,每季度护理部主任组织全院护士长检查,检查情况及时记录并公布,对存在问题的科室限期改正。

(2) 随机抽查。护理部主任经常深入临床第一线,护士长通过随机跟班检查规章制度的执行情况,及时进行帮助和指导,并督促执行。

(3) 重点检查。根据各时期护理工作的特点和科室工作的特点,进行检查。

鼓励护理人员互相帮助,做好病人和家属的宣传教育工作,取得他们的理解、支持和合作,促进各项护理制度的落实。在检查中,要坚持违章必究的原则,对执行制度好的,给予表扬和奖励;对有章不循的进行批评教育,做到奖惩分明。

5. 加强后勤保障。加强医院后勤管理,不断改善医疗条件和就诊、治疗环境,创造一个有利于病人治疗和康复的环境,以保证护理工作的正常运行。

6. 管理手段现代化。运用现代化的管理手段提高管理水平和效能。电子计算机网络的应用,满足了医院护理管理工作多层次、多角度的需求,实现了对信息采集、传输、加工、保存、网络化管理,使护理管理工作标准化、规范化,提高了护理管理者的工作效率,提升了医院整体管理水平。

二、基础护理管理

(一) 基础护理的概念

基础护理是护理工作中最常用的、具有普遍性的基本理论和技术操作,主要指临床工作中最常用的护理技术操作和常规制度,是护理人员必须掌握的,也是衡量医院护理质量的重要标志之一,是发展专科护理的基础和提高护理质量的重要保证。

(二) 基础护理管理的内容

1. 护理技术管理。如病人出入院护理、各种床单位的准备、分级护理、生活护理、精神护理、饮食护理、晨晚间护理、生命体征的测量、各种给药技术、无菌技术、消毒隔离技术、各种标本的采集、病情观察、尸体料理、医疗文件处理、护理文件的书写等。

2. 常用抢救技术管理。如输液、输血、给氧、吸痰、洗胃、止血包扎、心肺复苏术、人工呼吸机使用、心电监护、骨折固定、急救药物的应用等,以及护理人员在急救过程中单独承担或与其他医务人员配合的业务技术。

（三）基础护理管理的主要措施

1. 强化职业道德教育。树立以病人为中心的整体护理专业思想，提高护理人员重视基础护理的意识。

2. 制订基础护理技术操作规程。医院成立基础护理管理小组，制订基础护理技术操作规程，一般包含操作流程图、操作要点和质量标准三部分。

3. 定期培训，加强考核。定期开展基础护理理论、知识和操作技能的培训。培训可采取集中培训与分散自学等形式进行，按护理部制订的培训计划，结合本科特点，对常用技术操作进行重点讲解练习和严格考核，使护士人人达标，个个过关，自觉地将规范化操作应用于日常护理工作中。

4. 检查督促，严格要求。各级护理管理人员要经常深入临床，检查督促各项基础护理执行情况，定期组织科护士长、护士长进行基础护理质量检查，做到月月有检查、总结，有信息反馈，奖惩分明，促进各项基础护理工作的落实。

三、专科护理管理

（一）专科护理的概念

专科护理是在基础护理的基础上结合各专科疾病特点而开展的特定的护理工作。近年来，各专科越分越细，新业务、新技术不断开展，专科护理也相应地向纵深发展。如外科可分为普通外科、肝胆外科、颅脑外科、心胸外科、泌尿外科、创伤外科、整形外科、器官移植等专科护理。

（二）专科护理的内容

专科护理从性质上可分为疾病护理技术和专科治疗技术两类。

1. 疾病护理技术。如糖尿病的护理、高血压的护理、烧伤病人的护理、胃癌的护理、肺炎的护理等。

2. 专科治疗技术。各种功能试验、专项治疗和护理技术，都需要借助某种工具或仪器进行，如中心静脉压测量、血液透析护理技术等。

（三）专科护理管理的主要措施

1. 制订专科各疾病的护理常规。由护理部组织护理骨干制订各专科疾病护理常规、治疗技术护理规程，要求内容科学严谨，并且根据疾病诊疗的发展和新技术开展不断补充完善。

2. 定期组织学习，加强专科诊疗技术培训。护理管理者应定期组织专科护理知识的学习和各专科诊疗技术培训，使专科护理人员充分熟悉专科疾病的主要诊断和治疗方法，掌握专科护理常规、业务技术特点，尤其需学习新仪器的使用和抢救技术操作，并建立专科护理技术检查、考核制度。

3. 加强专科诊疗仪器设备的保养。做到专人负责，定点存放，定期检查和维修。护理人员要了解仪器的性能，掌握使用方法、操作规程和注意事项等。

4. 贯彻落实以病人为中心的整体护理思想。护士应根据疾病的特点及发病规律，及时对病人开展宣传教育和自我保健指导，以利其早日康复，预防并发症的发生。

四、新项目、新技术的护理管理

（一）新项目、新技术的概念

新项目、新技术是指在国内外医学领域新开展的项目以及取得的新成果，或在本单位尚未开展过的项目和方法。新项目、新技术的引进和开发是护理事业不断向前发展的源泉。因此，应通过各种手段培养和激励护理人员的创新意识。

（二）新项目、新技术的管理措施

1. 新项目、新技术的引进和开发。应以病人为中心，从病人利益出发，有利于病人的治疗和康复，而不是单纯地方便医务人员。对拟引进的新项目、新技术应开展充分的论证，详细了解其社会意义、经济价值，保证所引进开展的新项目、新技术的先进性和可行性。

2. 建立审批制度。一般来说，护理的新项目、新技术在使用之前，应先报送护理部初审，再报送医院科教管理部门讨论，最后经过护理新项目、新技术管理小组和院内外专家鉴定通过，方可推广。

3. 建立资料情报档案。新项目、新技术的资料档案，包括设计、文献、应用观察和总结等，对于新项目、新技术的开展，应根据具体要求和质量标准，制订科学的操作规程和规章制度，严格遵照执行，保证新项目和新技术的顺利开展。

4. 成立护理新项目、新技术管理小组。由护理部主任负责，吸收开展新项目、新技术较多的病区护士长、护士组成，并定期组织护理人员参加护理新项目、新技术的学习，鼓励各级护理人员参加与护理有关的新项目、新技术讲座，掌握新技术的开发与应用。

5. 总结经验，不断改进。在开展新项目和新技术的过程中，要反复实践，不断总结经验，实事求是地评价其效果，并在实践中不断改进、有所创新。

第二节　医院感染管理

医院感染是指发生在医院内的一切感染。一般来说，医院感染是指病人在住院期间遭受的感染，不包括入院时已有或已潜伏的感染。1990 年世界卫生组织进一步完善了医院感染的概念，定义为：凡住院病人、陪护人员或医院工作人员因医疗、护理工作而被感染所引起的任何有临床症状的微生物性疾病，不管受害对象在医院期间是否出现症状均属于医院感染。

一、医院感染管理的重要性

医院感染问题伴随医学的发展、医疗手段的多样化而日益复杂、加剧，大量使用抗生素引起耐药菌株增多、菌群失调，各种医疗仪器的广泛应用，如各种监护仪、导管、插管、内窥镜等新技术、新疗法的侵入性操作，加之化疗、放疗等手段的采用，均使病人的免疫机能下降，大大增加了感染的危险。医院感染已成为一个世界性的问题。据统计，国外医院感染率为3% ~7%。美国医院感染率约为5%，每年约7.7万人死于医院感染，因医院感染而额外支出医疗费用40亿美元。我国每年的医院感染率平均在8.4%，但不同等级、不同管理水平的医院之间差异较大。据估计，我国每年发生医院感染病例约500万人次，损失约2 000万个病床日，多支出医疗费用10亿元人民币。由此可见，医院感染无论对社会及个人均带来严重的危害。因此，加强医院感染的管理已刻不容缓，这是医院贯彻“预防为主”卫生工作方针的重要措施之一，也是衡量医院管理水平、工作质量高低的重要标志。

二、医院感染的监测

医院感染的监测是医院感染控制的重要手段。没有监测为依据的控制行动是盲目的，只有监测而不采取控制行动则毫无意义。只有运用有效的监测和预防控制措施，才能降低医院感染发病率，减轻病人的痛苦和经济负担，减少医药资源的浪费，减少医疗纠纷，提高医疗护理质量和信誉。

（一）医院感染病例监测

为了有效地防止医院感染，医院必须对病人开展医院感染监测，以掌握本院感染发病率、多发部门、多发科室、高危因素、病原体特点及耐药性，为医院感染控制提供科学依据。医院感染病例监测大致分为全面综合性监测和目标性监测。

1. 全面综合性监测。指对全院所有住院病人和工作人员的医院感染及其相关的危险因素（如环境污染等）进行综合性监控。通过全面综合性监测，可以了解和掌握本院医院感染的发病率、易感因素、感染位置、抗生素使用、病原体及消毒隔离等情况，有针对性地进行宣传教育指导，降低医院感染率。

2. 目标性监测。是在全面综合性监控基础上开展的监测，在基本掌握全院医院感染中存在问题的情况下，为了将有限的人才和物力用在最需要解决的问题上而采取的某种特定监测，以达到控制和预防感染的某一特定目标而进行的针对性监测。每项目标监测开展的期限不应少于1年。目标性监测主要包括部门监测、轮换监测、从优监测。

（1）部门监测。对重点科室、重点部门、高危因素的病人进行监测。例如对手术室、ICU、产房、新生儿室、供应室、血液透析室等易感部门，以及如放疗、化疗、免疫缺陷等易感人群，进行重点监测。

（2）轮换监测。就是按各科室排列顺序进行轮换监测。但应注意在轮换监测的同时，对在同一时期内没有被监测的科室发生医院感染的暴发等问题给予重视。

（3）从优监测。与部门监测和轮换监测方法区别在于按控制医院感染的重要性来排列监测。它是根据感染所带来的经济损失的多少来判断其相对重要性，而不仅仅依靠感染率。目前，因医院感染造成医疗费用增加排在首位的是外科伤口感染，其次是呼吸道、泌尿道等感染。因此，必须首先加强外科伤口感染的监控。

（二）消毒灭菌效果监测

消毒灭菌是控制医院感染的关键，医院必须对消毒、灭菌效果定期进行监测。如对使用中的消毒剂、灭菌剂进行生物和化学监测；压力蒸汽灭菌进行工艺、化学和生物监测；紫外线消毒进行日常监测、紫外灯管照射强度监测和生物监测等。灭菌合格率必须达到100%，不合格物品不得进入临床使用部门。

（三）环境卫生学监测

环境卫生学监测是对消毒灭菌等效果的精确评价，它通过对医院环境微生物的采样和检测，确定是否存在微生物，尤其是致病微生物存在情况是否超标，这种利用微生物检测的方法也称为微生物监测。环境卫生学监测包括对空气、物体表面和医护人员手的监测。医院应每月对手术室、重症监护病房/室、产房、母婴室、新生儿病房、骨髓移植病房、血液病病房、血液透析室、供应室无菌区、治疗室、换药室等重点部门进行环境卫生学监测（表9－1）。

表9－1 各类环境空气、物体表面、医护人员手细菌菌落总数卫生标准

环境类别	范围	标准		
		空气 cfu/cm^3	物体表面 cfu/cm^2	医护人员手 cfu/cm^2
Ⅰ类	层流洁净手术室、层流洁净病房	≤10	≤5	≤5
Ⅱ类	普通手术室、产房、婴儿室、早产儿室、普通保护性隔离、供应室无菌区、烧伤病房、重症监护病房	≤200	≤5	≤5
Ⅲ类	儿科病房、妇产科检查室、急诊室、注射室、换药室、治疗室、供应室清洁区、化验室、各类普通病房和房间	≤500	≤5	≤5
Ⅳ类	传染病科及病房	—	≤5	≤5

三、医院感染的管理与控制

按卫生部1988年关于建立医院感染管理组织的文件精神，护理部主任（或总护士长）应是医院感染管理委员会（或小组）的主要成员之一，积极参与该委员会的计划、决策、组织、管理等各项重要活动，结合护理业务技术活动采取有效措施，从而最大限度地避免因护理工作失误而引起的院内感染。

（一）加强组织领导，健全管理组织

护理管理的水平高低直接影响整个医院感染管理的质量与水平。为了实现预防和控制医院感染，必须建立健全组织和专门的管理机构，实施科学有效的管理。护理部要在医院感染管理委员会的指导下，成立预防医院感染的消毒隔离管理小组，由护理部主任或副主任（或总护士长）担任组长，由护理部—消毒隔离管理小组—科护士长—病区护士长—监控护士组成医院感染管理护理指挥系统。该机构负责制订预防医院感染的远期和近期计划，并提出相应的具体要求，明确职责和任务，通过定期检查、随时抽查等途径加强监督控制。

（二）改善不合理的建筑布局，增添必要设施

医院感染管理工作的好坏与医院重点部门的建筑布局和设施的关系密切，在条件允许的情况下应根据需要适当改造或改建不适于预防感染的旧建筑，增添必要的专用设备和工具。如在手术室、烧伤病房、骨髓移植病房里安装空气净化装置；使用一次性注射器；医院中心供应室三区（污染区、清洁区、无菌区）划分清楚，区与区之间有实际屏障，人流、物流由污到洁，保证不逆行；在重点病房及注射室、ICU、儿科病房等部门的进出口旁安装洗手池，使用感应开关水龙头，以保证医护人员在护理病人前后，能充分洗手而防止交叉感染。

（三）加强教育培训，提高护理人员素质

提高护理质量的原动力来自于教育。不断进行针对性的教育与专业培训是做好医院感染管理的基础和重要环节。因此，护理部必须从教育入手，与感染管理人员密切配合，根据具体情况对各级护理人员进行医院感染知识和技术的培训。

2000 年卫生部下发的医院感染管理规范中明确规定，各级人员均要有计划地参加医院感染专业和职业道德的培训，新调入人员不少于 3 学时、一般工作人员每年不少于 6 个学时、专职人员每年不少于 15 个学时的培训。

（四）加强易感人群和重点部门的感染管理

对于易感人群和医院感染管理的重点部门一定要加强护理管理工作。要有严格的消毒隔离制度和操作规程，必须定期对环境、空气、门把、物品等进行检查和抽查。

（五）消毒隔离措施的贯彻与落实

消毒隔离是预防感染的基本手段之一，在实施消毒隔离制度时应注意以下几点：

1. 专人负责。每一护理单元应设医院感染监控护士，负责监督检查消毒隔离制度及无菌操作的执行情况，并做好记录和总结。如发生感染或暴发流行，负责及时上报

护理部及控感机构，并协同做好调查分析和有效控制。

2. 定期消毒。各类用具应有定期消毒制度，严格按规定时间定期消毒、灭菌，一旦发生感染还应增加消毒次数。除定期消毒的用具外，某些物品还必须做好随时消毒、预防性消毒、终末消毒。如餐具应每餐消毒，便器一用一消毒，病人床单位每日清洁消毒，被、褥、枕、床垫终末消毒等等。

3. 定期检查。根据不同对象建立定期检查制度，明确规定年、季、月、日检查重点。如在夏季和秋季重点对饮食卫生、消毒隔离制度进行检查，对手术室医护人员的手、器械、缝线、空气等做好抽样检查，并监测灭菌效果。

4. 定期鉴定。为确保消毒灭菌的有效性，对某些项目如消毒液的有效成分与污染程度，含氯消毒剂中有效氯的性能及各种消毒液的细菌培养等应定期鉴定，并及时进行分析与鉴别；手术室、病区的治疗室、换药室、产房、婴儿室和重症监护病房等重点单位应按要求重点监测。

（六）加强医疗废物的安全管理

医疗机构必须认真贯彻执行 2003 年 6 月中华人民共和国国务院颁布的《医疗废物管理条例》，加强医疗废物的监督管理，切断病源的传播途径，建立完善医疗废物集中无害化处置机制，规范医疗废物的分类包装、收集、运输、贮存和处置，确保医疗废物处置过程无害化。保障人民群众身体健康与生命安全。

（七）成立“抗生素使用管理小组”

随着抗生素大量使用，导致病人的菌群失调，发生内源性医院感染的概率加大，不仅加重了病情和增加了病人的经济负担，而且浪费了医疗资源。此外，滥用抗生素还会产生耐药菌株，给社会带来危害。因此，抗生素的使用管理是预防医院感染发生的重要方面。医院应严格控制抗生素的使用率，力争控制在 50% 以下。

（八）提高护理人员感染的防护意识

护理人员与病人及其污物接触机会最多，护理人员发生医院感染的事件时有发生。医院应从各种途径控制和预防护理人员感染的发生，如做好预防感染的宣传教育，加强护理人员的自我防护；定期对护理人员进行健康检查，并建立健康状况档案；了解各科室的医院感染危险程度，强化预防和控制感染的具体措施。

第三节 护理信息管理

当今世界已进入信息化时代，各个领域已形成了较完善的信息管理系统。护理信息系统是一个迅速收集、储存、处理、检索、显示所需动态资料并能进行对话的计算机系统。信息科学与计算机技术在护理工作中的广泛应用，使护理工作走上科学化、标准化、现代化管理的道路，对提高护理质量、促进护理事业的发展具有十分重要的意义。

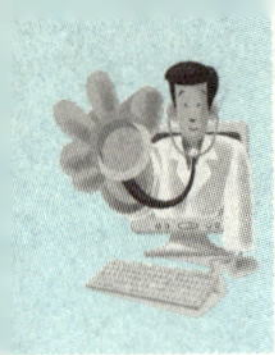

一、信息的概念和特点

（一）信息的概念

信息泛指情报、消息、数据、指令、信号等有关知识，通常用声音、图像、文字、数据等方式进行表达。从广义上讲，信息也是一种能量，可以影响事物的变化，对社会产生巨大的创造力。一个部门的组织程度越高，它的信息量就越大。

（二）信息的特点

1. 可识别性。信息是客观存在的，可被人们感知、认识和利用。
2. 可传递性。护理信息储存于计算机中，可被各级护理人员通过网络方便地共享数据及系统资源。
3. 可储存性。计算机容量庞大，用户可通过快速的检索，获得所需的信息资料。
4. 可浓缩性。人们可通过对信息收集、加工、整理、分析、归纳而提炼、浓缩。
5. 可替代性。信息是一种可创造价值的知识，它的价值不但可以代替资本、劳力、物资，而且比它们更重要。
6. 可扩充性。随着时代的变迁、事物的发展和知识的不断更新，计算机能很好地将信息修改和扩充新的信息，满足用户的需要。
7. 可分享性。医院计算机网络系统能接受和储存大量临床医疗、护理、教学、科研及管理等信息和数据，各类人员可根据需要查阅，提高了工作效率。

二、护理信息的分类

护理信息主要分为护理业务信息和护理管理信息。护理业务信息来源于护理业务活动、护理科研、护理教学及国外护理情报等。护理业务信息的内容应包括日常工作的数据与资料，护理新知识、新技术和与提高护理质量密切相关的医学知识等。护理管理信息主要包括对人、对技术的管理，如人员编制、科室工作质量考评、考核标准、规章制度、护理人员档案、护理人员培训计划以及实施情况等。

三、护理信息管理的内容

（一）护理行政管理

护理部可利用计算机进行全院护理人员的动态管理，病区护士长可以利用计算机进行排班、查阅出勤情况、考核护理人员工作质量等，一方面可以将信息准确无误地保存下来，另一方面也可进行及时修改、补充，提高工作效率。

（二）护理业务信息管理

医院根据需要设计系统软件，护理人员将病人病情变化、诊疗计划、护理计划、医疗费用、病人饮食、健康教育等资料输入计算机储存，可以依据情况变化随时记录、调整护理计划。

（三）护理质量管理

护理质量管理应规范化、标准化、科学化。护理质量管理可以将护理质量评分标准输入计算机，建立数据库，将医院护理质量控制小组、护理质量检查结果、护士长工作报表、护理工作报表等数据输入计算机，使信息得到及时、准确的储存，还可以将计算机储存的信息进行分析利用，准确地评价护理工作强度和护理质量，促进护理信息的交流。

管理人员通过计算机对护理质量的分析，找出护理差错事故发生的原因，针对具体情况，制定防范措施，杜绝差错事故的发生，提高护理质量和护理管理水平。

（四）护理科研管理

护理人员通过计算机建立信息库，将特殊病例、科研数据、参考文献的目录索引、科研成果、新业务技术等输入计算机储存，设立密码，严防被窃取或删除。管理人员利用计算机管理护理人员的业务和科研档案，了解护理人员的科研能力，为晋升、深造等提供依据。

四、护理信息管理的措施

计算机网络管理已成为现代化管理的重要手段，护理人员必须掌握计算机操作技能，认真学习护理信息管理的相关知识，提高对护理信息管理重要性的认识，自觉参与护理信息管理。

（一）健全垂直护理信息管理体系

各医疗卫生单位应建立护士—病区护士长—科护士长—护理部主任的垂直护理信息管理体系，实行分级管理，层层负责，以保证信息的畅通和真实。

（二）提高护理人员计算机应用能力

要加强对护理人员计算机应用能力的培养，如举办各种培训班，组织参加计算机应用能力等级考试等，使人人掌握文字处理系统和数据库的使用等计算机知识。

（三）建立信息管理制度，加强督促检查

各级护理人员应对信息及时传递、反馈，对违反信息管理制度和漏报或迟报信息、影响正常医疗工作造成病人受损与经济损失者，应追究责任，给予严肃处理。

第四节 护理与法

为保障公民身体健康和生命安全，加强护理工作的科学化、法制化管理，国家制定或者认可各种相关的法律规范，以规定护理实践活动（如护理教育、护理管理、护理服务及护理科学研究等）。护理法规包括国家主管部门通过立法机构制定的法律、法令，也包括地方政府政策性有关法规。护理法规的制定受国家宪法制约，其内容为强制性指令，对护理工作具有约束、监督和指导的作用。护理人员应学习了解与自己工作相关的卫生法律、法规，掌握和运用各项医疗护理法规，正确履行岗位职责，保护护患双方的合法权益。

一、医疗护理法规

医疗护理法规是我国法律体系的重要组成部分，是国家立法机关颁布的，用于规范医务人员资格、权利、义务、责任及服务行为的法律法规。医疗护理法规是顺利开展医疗护理工作、维护医务人员合法权益的根本保证，是医疗卫生体制科学性与成熟性的重要标志。

护理立法是我国医疗卫生体制改革发展的需要，是加强对护士执业行为的监督管理、促进护理行为规范的重要手段。

（一）护理立法概况

护理立法源于20世纪初，美国在1903年通过州立法形式建立了注册护士制度，1919年英国颁布了《英国护理法》，随后，荷兰、芬兰、意大利、美国、加拿大、波兰等国也相继颁布了护理法。在亚洲，日本于1948年颁布了《护士、助产士、保健士法》，泰国于1985年颁布实施《护理与助产法》，1997年修订了《护士法》，印度、印度尼西亚、菲律宾等国家也都以法律的形式建立护士准入和注册管理制度。我国香港特别行政区制定有《香港护士注册条例》；台湾省在1991年5月之前护士执业的法律依据是《护理人员管理规则》，1991年5月台湾省颁布了《护理人员法》，1992年4月公布了《护理人员法实施细则》。

1947年国际护士委员会发表了一系列有关护理立法的专著；1953年世界卫生组织发表了第一份有关护理立法的研究报告；1968年国际护士学会成立了护理立法委员会，制定了世界护理立法史上具有划时代意义的纲领性文件《系统制定护理法规的参考性指导大纲》，为各国制定护理法所涉及的内容提供了权威性的指导。

我国的护理立法是在新中国建立之后逐步进行的，国家先后发布《医士、药剂士、助产士、护士、牙科技士暂行条令》、《卫生技术人员职称晋升条例》、《关于加强护理工作的意见》等法规及文件。改革开放以来，我国不断加强医疗卫生法制建设，全国人大及其常委会颁布实施了《传染病防治法》、《母婴保健法》、《药品管理法（修订）》、《职业病防治法》《人口与计划生育法》等11部有关卫生方面的法律；国务院颁布实施了《医疗机构管理条例》《突发公共卫生事件应急条例》等37部行政法规；卫生部制定印发了《处方管理办法》《药品生产质量管理规范(2010年修订)》等200余件部门规章；现行有效卫生标准1 300多项。初步建成了以公共卫生、医疗服务、健康相关产品管理和医疗保障等法律制度组成的卫生法律体系，为保障公民身体健康和生命安全发挥了重要作用。

为了加强护士规范化管理，提高护理质量，保障医疗和护理安全，保护护士的合法权益，卫生部于1985年开始起草《中华人民共和国护士法》，并以多种形式广泛征求意见及建议，对草案进行了多次的修改和完善。为了配合《医疗机构管理条例》的实施，尽快建立护理资格考核制度及护士执业许可制度，卫生部经反复论证，在原《中华人民共和国护士法(草案)》的基础上，于1993年3月26日发布了《中华人民共和国护士管理办法》，自1994年1月1日起施行。《中华人民共和国护士管理办法》是关于护理人员的资格、权利、责任和行为规范的法律与法规。其中分别阐述制定《中华人民共和国护士管理办法》的目的、意义、护士定义、护士在卫生事业中的作用，以及护士的权益和监督管理护士的部门，并对教育、考试、注册、执业等做了明确的规定。

为了更好地维护护士的合法权益，规范护理行为，促进护理事业的发展，保障医疗安全和人体健康，2008年1月31日，国务院总理温家宝签署第517号国务院令，公布《护士条例》，并于同年5月12日起正式施行。该条例首次以行政法规的形式规范护理活动，标志着我国护理管理工作正逐步走上规范化、法制化轨道。

(二) 护理立法的意义

1. 使护理管理法制化，保障护理安全，提高护理质量。护理立法为护理管理提供有力支持，使护理管理和护理工作符合专业化、科学化、标准化要求，防止护理差错事故的发生，促使一切护理行为符合法律标准，保证护理工作的安全，提高护理管理和护理工作质量。

2. 促进护理教育及护理学科的发展。护理立法集中最先进的法律思想及护理观念，为护理专业人才的培养和护理活动的开展制定了法制化的规范及标准，使护理工作在法律的规范下得到统一，促进了护理专业向现代化、专业化、科学化、标准化的方向发展。

3. 明确护士的权利、义务和责任，使护士的执业权益受到法律保护。护理立法明确规定护理人员的地位、作用和职责范围，使护理人员在从事正常护理中行使工作的权利、履行自己的法定职责等方面受到法律的保护和支持，增强了护理人员对护理专业崇高的使命感和安全感。

4. 促进护理人员不断学习和接受培训。护理立法规定护士的教育、执业资格、注册、执业范围等。《护士条例》第二章执业注册中对申请护士执业注册的条件有具体要求，明确规定护士执业注册有效期为5年，以法律的手段促使护理人员必须不断学习、更新知识、提高技能，才能依法从业，以此保证护理质量，促进护理专业的整体发展。

5. 有利于约束护士的行为，维护护理服务对象的正当权益。护理立法向社会公众公开各项服务法规，并接受社会监督。《护士条例》第五章第三十一条对护士在执业活动中的行为有明确要求约束，对违反护理法规的行为，要依法追究法律责任，从而最大限度地保护了病人及所有护理服务对象的合法权益。

（三）《护士条例》的主要内容

《护士条例》的内容包括：第一章总则、第二章执业注册、第三章权利和义务、第四章医疗卫生机构的职责、第五章法律责任及第六章附则。其中明确提出护理的概念、意义、目的、独立性及具体的教育制度、考试及护士注册、护士执业资格、业务范围以及行政处罚原则等。《护士条例》共六章35条。详见附录《护士条例》。

二、护理工作中相关法律问题

护理工作是医疗卫生事业的重要组成部分，与人民群众的健康利益和生命安全密切相关。《护士伦理学国际法》规定护士的基本职责包括三个方面，即保护生命、减轻病痛、增进健康，护士承担着救死扶伤、防治疾病、减轻痛苦的专业职责，在构建和谐医患关系中发挥着重要作用。

护理工作理论性、技术性较强，要求护理人员要把人的健康安全放在第一位，还必须学法、守法、用法，在日常护理工作中具有较高的法律道德意识，保护病人及所有护理服务对象的合法权益。

护理工作中相关法律问题常见的有：侵权与犯罪、疏忽大意与过失、麻醉药与物品管理、执行医嘱、临床护理记录、护士学生的法律身份与责任等。

（一）侵权与犯罪

1. 根据我国《宪法》和《民法通则》相关规定，公民享有生命健康权、名誉权、隐私权、肖像权等；公民在患病时享有知情权和隐私权等。在一般诊疗活动中医务人员应当向病人简要说明病情和医疗措施。需要实施手术、特殊检查、特殊治疗的，医务人员应当及时向病人说明病情、医疗措施、医疗风险、替代医疗方案等情况，并取得其书面同意。不宜向病人说明的，医务人员应当向病人的近亲属说明，并取得其书面同意。若医务人员未尽到义务，造成病人损害的，应当承担相应的责任。临床护士在评估病情、了解病因及为病人提供临床护理的过程中，可获知病人的一些隐私和秘密，如未婚先孕、家庭或社会关系紧张，在护理重病及卧床病人时，获知病人身体某部位的缺陷或一些隐私，有时护士受病人委托接听私人电话、收转阅读私人信件等。对于上述情况，护士应尽量使自己与病人的交往限于职业范围，并应恪守不能泄露所获病人的任何隐私资料或信息（符合法规规定的除外）。如果随意谈论、泄露他人隐私即构成侵权。

医疗机构工作人员应尊重病人的人格与权利，维护病人的合法权益，尊重病人的知情权、选择权和隐私权，为病人保守医疗秘密。国家卫生部制定的《医务人员医德规范及实施办法》和《艾滋病监测管理的若干规定》中明确规定"为病人保密，不泄露病人隐私与秘密"，"不得将艾滋病病人或感染者的姓名、住址等情况公布或传播"。我国《民法通则》第101条规定，公民的名誉权受法律保护，凡以书面、口头等形式宣传他人隐私者，被认为是侵害了公民的名誉权，要受法律的制裁。

在护理工作中有些情形常会被误认为是侵权。例如：为预防医院感染，对某些病人实施隔离措施、限制病人的活动时并不属于侵权，而是从有利于病人恢复健康的角度出发，但护士必须向病人耐心说明这样做的理由，尊重病人和维护其知情同意权。

2. 在医疗护理执业过程中因用药、输血差错致病人死亡的，以及在医院内滑倒所致病人骨折，因护士未注意造成病人自伤、自杀等意外发生等，都是近年来病人或家属起诉医院或护士的常见原因。

犯罪分为故意犯罪和过失犯罪。故意犯罪是明知自己的行为会发生危害社会的结果，并希望或放任这种结果发生，因而构成犯罪。过失犯罪是应当预见自己的行为可能发生危害社会的结果，但因疏忽大意而没有预见，或已经预见而轻视能够避免，以致发生不良后果而构成犯罪。

护理行为不当、失职，其结果将涉及侵权与犯罪的法律问题。因此，护理人员遵守各项管理规定、知法、懂法、守法，严格行使护理权利、履行自己的法定职责是预防医疗护理差错事故发生的根本措施。

（二）疏忽大意与过失

疏忽大意的过失是指行为人应当预见自己的行为可能发生危害社会的后果，但因疏忽大意而没有预见，以致发生严重的后果。疏忽大意引发过失在护理工作中的表现是护士不专心、不仔细查对而导致给药、输液错误，热水袋烫伤，躁动病人未给予保护而坠床，护理记录中的错误等。当疏忽大意引发过失给病人带来一定程度的损失和痛苦、引起护理纠纷时，从法律上它属于失职但未构成犯罪；但当疏忽大意导致病人残废或死亡时，从法律性质上就可能构成了玩忽职守（渎职罪）。例如：某护士因疏忽大意而错给一位未做过青霉素皮试的病人注射了青霉素，若该病人对青霉素不过敏，则该护士犯了失职过错，构成一般护理差错。若该病人对青霉素过敏，引起过敏性休克导致死亡，则需追究该护士的法律责任，即可能被判玩忽职守（渎职罪）。

（三）临床护理记录

护理记录是临床护理工作者按照相关法律、法规、部门规章和诊疗技术规范，对病人在住院期间病情变化及各项护理活动等内容的一种书面记录。临床护理记录不仅是检查衡量护理质量的重要资料，也是医生观察诊疗效果、调整治疗方案的重要依据，这些护理记录具有重要的法律意义。涉及法律证据的护理记录包括体温单、执行医嘱的记录单、危重症病人特别护理记录、一般护理记录、手术护理记录、医疗活动同意书（包括手术、特殊检查、特殊治疗等）等客观病历资料。

2002 年 9 月 1 日颁布实施的《医疗事故处理条例》中明确规定病人有权复印或复制病历资料，这对护理文件的记录提出了更高的要求。因此，护士必须客观、真实、准确、及时、工整地书写护理记录，并保证护理记录的完整性和原始状态。

最高人民法院发布的《关于民事诉讼证据的若干规定》中明确指出：“因医疗行为引起的侵权诉讼，由医疗机构就医疗行为与损害结果不存在因果关系及不存在医疗过错承担举证责任”。这表明，一旦发生医疗、护理纠纷，其医疗护理记录则成为重要的法律证据。

临床护理工作中护士不认真记录，或漏记、错记等均可能导致误诊、误治、引起医疗纠纷。临床护理记录在法律上的重要性,还表现在记录本身也能成为法庭上的证据,若与病人发生了医疗纠纷或与某刑事犯罪有关,此时的护理记录则成为判断医疗纠纷性质的重要依据,或成为侦破某刑事案件的重要线索。在护理记录中若出现错字,应在错字上用双线标识,并马上改正,而不能采用涂改、覆盖、刀刮、胶粘等方法抹去原字迹,如对原始记录进行添加或删改,其行为都是违法的。轻则导致解决医疗、护理纠纷的难度系数加大,重则引发医疗、护理纠纷,甚至会使一些医务人员无端地承受法律责任。

(四)执行医嘱

医嘱通常是护理人员对病人实施评估及治疗的法律依据之一,严格查对制度是正确执行医嘱的关键。护士在执行书面医嘱时,一定要以负责的态度和掌握的专业知识对医嘱进行查对,确信无误后方可执行。一般情况下,护理人员应严格地执行医嘱,但如发现医嘱有明显的错误或对医嘱有疑问,应向开具医嘱的医生询问以证实医嘱的准确性;如果发现医嘱有明显错误,护士有权拒绝执行医嘱;如护士向医生提出了医嘱中的错误,医生仍执意要求护士执行其医嘱,护士有权向护士长或上级主管部门反映。如果护士明知医嘱有错误,但不提出质疑或由于疏忽大意错误地执行了医嘱,由此造成严重后果,护士与医生共同承担法律责任。

在急症抢救等特殊情况下,必须使用口头医嘱时,护士应向医生重复一遍医嘱,确信无误后方可执行。在执行完医嘱后,应尽快记录医嘱的时间、内容、病情等,并由医生及时补写书面医嘱。如果病人向护士提出对医嘱的疑问,护士应阐明医嘱的准确性。随意篡改或无故不执行医嘱均属违规,其后果由责任人自负。

(五)麻醉药与物品管理

麻醉药通常是指哌替啶(杜冷丁)、吗啡类药物。这类药品在临床上仅限于手术后、晚期癌症及一些危重急症病人的对症处理。麻醉药与物品管理可以引起法律方面的问题。护士使用的药物应与医嘱、有关药品管理政策、医院药物使用程序及规定一致。护理人员若利用自己的职务之便将这些药品提供给吸毒者或一些不法分子倒卖,这些行为事实上就已构成了参与贩毒、吸毒罪。另外,护理人员还负责保管、使用各种贵重药品、医疗器械、办公用品等,护理人员绝不能利用职务之便,将这些物品占为已有。如占为已有,情节严重者,可被起诉犯盗窃公共财产罪。因此,护理管理者应严格贯彻执行麻醉药与物品管理制度,并经常向有条件接触这类药品与物品的护理人员进行法律教育。

(六)护士学生的法律身份与责任

护士学生进入临床见习和实习时,首先必须要明确自己法定的工作职责范围,要了解作为护士学生没有独立进行护理和操作的权利。只有在护理教师和执业护士的指导和监督下,才能对病人实施护理基本技术操作。

若在护理教师和执业护士的指导下,护士学生因操作不当给病人造成损害,那么由护理教师和执业护士负责,护士学生可以不负法律责任。但如果未经带教护士批准,擅自独立操作造成了病人的损害，应承担法律责任。所以，护士学生进入临床实习前，应该明确自己法定的职责范围。

护理工作中相关法律问题还可能出现在多收费、处理病人遗体及安乐死、接受钱物等方面。

三、护患双方的权利与义务

病人与护士在诊疗过程中形成相互关联的法律关系。权利是指人们在法律认可或道德允许的范围内可以享受的权力和利益。义务是指为了维护一定的权利而要求主体必须或者应当承担的职责和责任。

（一）病人的权利

病人的权利一般是指病人在医疗卫生服务中应该享受的基本权利。目前，我国尚无专门的病人权利法。根据现行的《中华人民共和国民法通则》、《中华人民共和国执业医师法》、《中华人民共和国消费者权益保护法》、《医疗事故处理条例》等法律法规的有关规定，病人的权利主要有：生命健康权、平等医疗权、知情同意权、隐私保护权、监督医疗的权利等。

1. 生命健康权。生命健康权包括生命权和健康权。保护公民的生命健康权不受侵害是医院服务的重要任务，也是社会赋予医院的法律责任。护理人员在从事专业工作中应尽力维护病人的生命、促进病人机体和精神健康，不允许发生侵害公民生命健康权的行为。

我国《民法通则》第98条规定，公民享有生命健康权。生命权是公民最根本的人身权，健康权是指公民依法享有的身体健康不受非法侵害的权利。公民的生命和健康非经法定程序，任何人不得随意剥夺。病人有权维护自己身体组织的完整和器官的正常机能。生命健康问题直接关系到公民的地位，人是社会经济中最为宝贵的财富，因此人的生命健康、劳动能力是社会最重要的价值所在，保护公民身体不受侵害，是公民法律地位的基本要素。保护公民的生命健康权不受侵害是法律赋予医疗机构的重要职责。在医疗服务过程中不允许发生侵害公民生命健康权的行为，一旦发生，医疗机构及其医务人员必须承担相应的法律责任。

2. 平等医疗权。医疗权是生命健康权的延伸。我国宪法第45条规定：公民在年老、疾病或者丧失劳动能力的情况下，有从国家和社会获得物质帮助的权利。任何个人，当生命受到疾病的折磨时，就有从国家和社会获得物质帮助以解除病痛，并获得医疗照顾的权利。除特殊情况外（如条件不具备），任何医疗人员和医疗机构不得拒绝病人的求医，并应提供与医院等级相适应的医疗服务。急诊病人还有得到及时医疗服务的权利。而且任何病人在接受医疗服务时，医疗保健享有权是平等的。由于受到社会经济政治、医疗卫生保健体制及多种因素的影响，人们享有医疗权利是有条件的和相对的。

3. 知情同意权。《医疗事故处理条例》第十一条规定：在医疗活动中，医疗机构及其医务人员应当将病人的病情、医疗措施、医疗风险等如实告知病人，及时解答其咨询；但是，应当避免对病人产生不利后果。《中华人民共和国职业医师法》第二十六条也规定：医师应当如实向病人或者其家属介绍病情，但应注意避免对病人产生不利后果。

(1) 病人有权获知有关诊断、病情的发展、医生制订的治疗计划以及预后等信息；病人有权知道处方药物的名称，以及该药物在通常情况下的治疗作用及有可能产生的副作用和正确的用法、用量；病人有权在类似作用的多种药物中做出适合自己经济能力和习惯的选择（但此种选择应在征求医生意见下进行）。

(2) 病人有权获知有关自己病情及治疗方面的病历资料。病人有权获得连续性的医疗服务。医生应告诉病人有关其出院后或治疗结束后的保健注意事项，如有需要也应告诉病人复诊、复查的时间。病人有权自主选择到任何一家合法医疗机构接受医疗服务。

(3) 病人有权在任何医疗处置和治疗前获知有关的详情，包括目的、危险性、其他可选择的方法等。未经病人完全了解并同意，或未得到病人的重要亲属或经病人授权的委托代理人许可时，医生不能擅自治疗，除非在紧急情况中（但也必须有医院负责人的许可）。

(4) 当治疗上有重要的改变，或当病人要求改变治疗时，病人有权利得到正确的信息。病人有权在法律允许的范围内拒绝任何检查、检验、治疗或药物治疗方法，并获知所作决定可能引起的后果。但病人需要在相应文件上签字后方可行使此项拒绝的权利。

(5) 病人在接受治疗时，如果觉得需要征求其他医生的意见，病人有权向医生提出会诊的要求，或自己向其他医生或医疗机构咨询。

(6) 病人对于手术中切除的器官、组织及遗体的使用有决定权。

(7) 病人有权选择是否参加医学研究计划。医院方面必须事先向病人解释清楚研究计划各方面的详情，并取得病人的书面同意，才能请病人参加。

4. 隐私保护权。病人的个人隐私、人格尊严、宗教信仰及文化信念应获得尊重，医院应尽量保护病人的隐私权和人格尊严不受侵犯。未经病人同意，医护人员不得泄漏病人医疗上的秘密，也不可以和其他不相关的人讨论病人的病情和治疗。而且只有承担医疗、护理工作的医护人员，才有权利去检查或处理病人的身体。在病人感到上述权利受到侵犯时，有权立即向医护人员提出意见。

医院对病人的病历资料、记录文件应予以保密。病人的病情资料与记录，应如同隐私权一样，被保守秘密，不可随便对外宣扬。例如不可对外宣称病人曾接受过整容手术，或病人患有性病，或病人精神不正常等。但是如用于医学上的讨论、教学、论文、科研和经验总结等方面，在不暴露病人真实身份的前提下，不受此限。

5. 监督医疗权。病人有权对医院的医疗、护理、管理、保障、医德医风等各个方面进行监督。病人及家属的权利还包括疾病认知权、核查诊疗费用权、主观病历封存、启封权、提请尸检权、诉讼索偿权、聘请专家协助认证权、申请医疗事故技术鉴定权、申请专家鉴定组成员回避权等。

（二）病人的义务

义务是相对于权利而言的，病人在享受上述权利之余，也应对自身的健康负责，自觉履行对他人和社会应尽的责任。病人的义务包括：

1. 配合医务人员的诊治和护理。病人在告诉医生、护士自己的病情与治疗情况时，有义务尽可能详细、真实地提供病史，如实告知病情，治疗前后的情况，不说谎、不隐瞒，以便医务人员做出正确的诊疗方案。诊疗方案制订并取得病人同意后，病人有配合医务人员进行诊疗的义务，具体表现为遵循医嘱进行相关的检查、治疗和康复活动。

2. 尊重医务人员的人格和劳动。病人与医务人员的关系应该是互相尊重、互相信任、和谐良好的人际关系。医务人员运用诊疗、护理的专业知识与病人共同努力战胜疾病，帮助病人恢复健康。病人应该尊重医务人员的人格、职业行为及劳动成果。

3. 遵守医院的规章制度和秩序。医院是一个救死扶伤、实行人道主义的公共场所，是因病因伤而设立的，所以医院必须有相应的规章制度和良好的工作秩序，并对就诊者有明确的要求：不可大声喧哗，保持安静；保持清洁卫生；不得干扰医务人员的正常医疗活动；不能损坏医院财产；及时交费。

4. 维护个人的身体健康和心理健康。病人有责任选择科学、合理的生活方式，养成良好的、有益于身心健康的生活习惯，减少疾病的发生，提高健康水平，对自己的健康负责。

5. 协助医务人员控制传染病。当出现传染病紧急状态时，病人应配合医方履行不扩散、不传播疾病，及时就医的义务，接受必要的隔离和强制医疗。

（三）护士的权利

《护士条例》中规定护士是指经执业注册取得护士执业证书，依照《护士条例》规定从事护理活动，履行保护生命、减轻痛苦、增进健康职责的卫生技术人员。护理人员必须经过专业教育和培训，必须准确理解护理职责的法律范畴，必须熟知各项护理工作的原理和效果，必须明确哪些工作可以独立完成、哪些工作应在医生指导下或必须有医生的医嘱才能进行，以防止发生护理纠纷和法律纠纷。护士应该具有执业资格，同时经过注册。护士执业考试合格后即取得了护士执业的基本资格，但取得护士执业资格的人还不是法律意义上的护士，还必须经过注册。注册是卫生行政机关行使许可权的一种形式，取得护士执业资格的人经过注册后，就成为法律意义上的护士，应该履行护士的职责，并享有护士的权利和义务。护士的权利包括：

1. 在执业活动中拥有人格尊严、人身安全不受侵犯的权利。《护士条例》第三条规定：护士人格尊严、人身安全不受侵犯。护士依法履行职责，受法律保护，这既是赋予护士的法律权利，也是道德权利，是保障护理工作有序进行的基本条件。

2. 有按照国家有关规定获取工资报酬、享受福利待遇、参加社会保险的权利。有获得补贴的权利，任何单位或个人不得克扣护士工资，降低或者取消护士福利等待遇。

3. 有获得疾病诊疗、护理相关信息的权利和其他与履行护理职责相关的权利。

4. 有获得与其所从事的护理工作相适应的卫生防护、医疗保健服务的权利。《护士条例》第十三条规定：护士执业，有获得与其所从事的护理工作相适应的卫生防护、医疗保健服务的权利。从事直接接触有毒有害物质、有感染传染病危险工作的护士，有依照有关法律、行政法规的规定接受职业健康监护的权利；患职业病的，有依照有关法律、行政法规的规定获得赔偿的权利。

5. 有接受继续教育、从事护理研究、参加专业学术团体的权利。《护士条例》第十四条规定：护士有按照国家有关规定获得与本人业务能力和学术水平相应的专业技术职务、职称的权利；有参加专业培训、从事学术研究和交流、参加行业协会和专业学术团体的权利。

（四）护士的义务

国际护士理事会2000年修订的《护士伦理法典》，根据护士的不同角色提出了护士的责任。我国的《护士条例》也对护士的法律义务提出了明确要求。护士在执业中的义务包括：

1. 护士应当遵守法律、法规、规章和诊疗技术规范的规定。这是护士执业的根本准则，即合法性原则。这一原则涵盖了护士执业的基本要求，包含了护士执业过程中应当遵守的大量具体的规范和应当履行的义务。通过法律、法规、规章和诊疗技术规范的约束，护士履行对病人、病人家属以及社会的义务。如，严格地按照规范进行护理操作；为病人提供良好的环境，确保其舒适和安全；主动征求病人及家属的意见，及时改进工作中的不足；认真执行医嘱，注重与医生之间相互沟通；积极开展健康教育，指导人们建立正确的卫生观念和培养健康行为。

2. 护士应当尊重、关心、爱护病人，保护病人的隐私。护士应尊重病人的人格和权利，履行告知义务，维护病人的利益，为病人提供良好的环境，与病人建立良好的关系。为临终病人提供医疗护理服务时，以减轻病人痛苦为原则，保护其尊严，并保持对逝者的尊重，同时避免对其他病人的不良刺激。不利用职业之便收受病人或他人的贿赂。与病人建立相互信任、以诚相待的护患关系。

3. 护士在执业活动中，发现病人病情危急，应当立即通知医师；在紧急情况下为抢救垂危病人生命，应当先行实施必要的紧急救护。

4. 护士在工作中发现医嘱违反法律、法规、规章或者诊疗技术规范规定的，应当及时向开具医嘱的医师提出；必要时，应当向该医师所在科室的负责人或者医疗卫生机构负责医疗服务管理的人员报告。

5. 护士有义务参与公共卫生和疾病预防控制工作。护士应主动为社会群体提供预防保健等健康服务，开展健康教育，指导人们建立正确的卫生观念，培养健康的生活行为，唤起民众对健康的重视，促进地区或国家健康保障机制的建立和完善，努力提高人们的健康水平。当发生自然灾害、公共卫生事件等严重威胁公众生命健康的突发事件，护士应当服从县级以上人民政府卫生主管部门或者所在医疗卫生机构的安排，参加医疗救护。

护士应积极参与护理学科发展并投身于护理科学研究中。进一步强化护理服务理念，不断学习新理论、新技术，提高个人的专业能力，要主动探索，加强防范意识，降低护理职业的风险，保障病人和自身的安全，积极推进护理职业保险，促进护理事业的发展。

单元小结

护理业务技术管理是护理管理的核心，是对护理专业范围内各种业务技术活动进行计划、组织、协调和控制的过程，以保证高质量、高效率实现护理目标；包括护理管理制度建设与实施、基础护理管理、专科护理管理、新项目和新技术的护理管理等内容。医院感染是指病人在住院期间遭受的感染，已成为全球性问题；可加强医院感染病例、消毒灭菌效果、环境卫生学等方面的监测和易感人群、重点部门的管理，贯彻落实各项消毒隔离措施。应加强护理业务信息和管理信息的收集整理、分析加工、传输和利用，充分发挥信息的作用。

医疗护理法规是维护护患双方权益的保障。护士必须学习《护士条例》等相关法律知识，增强法律意识，自觉履行护士的职责，规范自己的职业行为，处理好护患关系，最大限度地保护自身和病人的权益。

关键术语

护理业务技术管理　医院感染　环境卫生学监测　信息　医疗事故处理条例　护士条例　生命健康权　知情同意权　隐私保护权

复习思考题

1. 说出护理业务技术管理的要求。
2. 护理管理制度分为哪几类？
3. 简述可能导致发生医院感染的危险因素。
4. 如何监测医院感染？实施消毒、隔离制度和措施应注意什么？
5. 说出《护士条例》主要内容。
6. 如何维护护患双方的权利？

阅读材料

以下是某所医院一起感染事件的背景材料：

2008年3月某所医院发生了一起严重的医院感染爆发事件，两个月内共计手术292例，切口感染率56.85%，给病人带来了痛苦和损害，造成了重大经济损失，引起社会各界和国内外强烈反响。

1. 主要原因

此次感染是以龟型分枝杆菌为主的混合感染，感染原因是浸泡刀片和剪刀的戊二醛因配制错误未达到灭菌效果。该院在感染管理和控制方面存在的严重缺陷，是造成这起医院感染爆发事件发生的根本原因。

（1）医院领导对医院感染管理工作缺乏认识，医院感染管理组织不健全，责任不落实。医院感染管理委员会成员、各科室兼职监控人员没有落实，医院感染管理委员会形同虚设，工作不到位。

（2）对有关医院感染管理的各项规定执行不力。该院的医院感染预防意识淡薄，在医院感染监测和控制措施等环节存在严重疏漏，违反了卫生部颁布的《医院感染管理规范》中关于消毒剂配制、有效浓度监测、消毒灭菌效果监测的规定。

（3）有关工作人员严重缺乏对病人负责的精神。戊二醛用于手术器械灭菌浓度应为2%，浸泡4 h，而该院制剂员将新购进未标明有效浓度的戊二醛（浓度为1%）当做20%稀释200倍供有关科室使用，致使浸泡手术器械的戊二醛浓度仅为0.005%，且长达半年之久未能发现。由于有关人员对病人极端不负责任，直接导致这起感染爆发事件发生。

（4）部分医护人员违反消毒隔离技术的基本原则。6月份现场调查发现，手术室浸泡手术刀片、剪刀的消毒液近两周尚未更换，明显违背有关规定。

2. 分析思考的问题

（1）分析各种医院感染发生的主要原因和可能出现问题的重要环节。

（2）各级医务人员为什么要按计划参加预防医院感染专业知识和职业道德的培训？

（3）医院感染的高发区有哪些？为什么要进行重点监测？

第十单元
护理科研管理

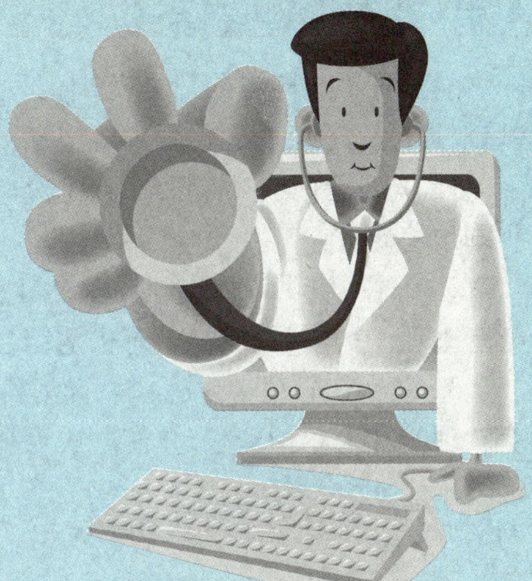

学习要点

护理科研管理的概念；护理科研的内容；护理科研的原则；护理科研的程序；护理论文的种类；护理论文的基本要求；护理论文的基本结构和写作方法；护理科研计划的管理；护理科研课题和项目的管理。

护理科研管理是指对护理科研范围内的活动进行计划、组织、领导和控制，最合理、经济、有效地实现预定目标，使护理科研工作的各个方面能协调发展的活动过程。

第一节　护理科研概述

科学研究是指人们运用科学方法，探索未知现象与客观规律，产生科学技术新知识以及开拓科技知识新的应用领域的探索性和创新性的智力劳动。护理科研是护理研究者反复探索，以揭示护理活动内在规律性，使感性认识提高到理性认识阶段，或者验证或发展有关理论知识，通过回答和解决护理领域的问题，直接或间接地指导护理实践的活动。

一、护理科研的内容

护理学是生命科学中一门综合了自然科学、社会科学和人文科学知识、形成独立完整知识体系的应用学科。护理学的服务对象是人，护理研究的主要对象也是人，是研究与人的健康相关问题的科学。目前护理学科着重研究的有以下几方面内容：

（一）护理基础理论研究

从护理学的任务与研究范围出发，以现有的自然科学、社会科学等方面的成就为基础，形成本学科的理论。内容包括：

1. 护理伦理学、护理宗旨（理念）、护理方法学以及以证据为基础的护理学等有关护理理论研究。

2. 解释、说明各种护理技术、护理操作、护理要求的理论基础。加强护理规范与医学基础理论的联系，使二者有机地结合起来。

3. 以当代心理学、社会学、行为科学和老年学的成就为基础，形成心理护理学、社会护理学和老年护理学，并使之成为护理学的重要理论基础。

（二）临床护理应用研究

随着医学的发展，临床护理工作面临着许多亟待研究和解决的问题。要找出解决问题的新方法，必须以研究结果来解释和支持。因此，应用研究扩展已有的科学技术知识，以确定某些护理基础研究成果，或者为达到预定标准提供新的护理解释、方法、技术方案，以解决临床护理中难度大、与护理质量关系密切、病人急需解决的实际问题。

（三）护理专业和护理人员自身发展研究

1. 专业发展方向和护理人员自身发展的问题。如护理理论、护理专业的发展方向、护理专业的社会责任以及与其他专业的分工。护理人员的自身发展问题包括护理人员的业务和心理素质要求、护理人员继续发展的方向和途径、护理人员自身的特点和需求等。

2. 护理管理方面的问题。护理管理的体制、组织机构、利益分配、人员配置、工作量和工作质量的评价、资源利用以及调动人员积极性等问题。

3. 护理教育领域的问题。护理教育涉及培养方向、培养目标的确定；教育层次，多个层次的分工和衔接；护理教师队伍的构成、师资培养、师资能力的评价；课程设置、教学方法的改进、学习效果的测量和评价等。

4. 护理工作中的伦理问题。高科技在生命科学领域中日益广泛应用，带来了越来越多的伦理问题，这方面问题也属于护理研究的范围。此外，还应研究护理如何进入病人家庭、社区，如何进入社会康复、预防、保健领域，如何参与疾病的预防，以及保护健康与提高健康水平等问题。

二、护理科研的重要性

（一）护理科研是探索未来中国特色护理模式的需要

我国护理工作模式历经个案护理、功能制护理、小组护理、责任制护理到近二十年倡导的整体护理模式。整体护理模式在全国普遍推广以来,取得了较好的实践效果,但新的医疗事故处理法规的出台,医护人员的举证倒置,对整体护理的实践提出了新的课题。如何在新的形势下,探索出一条符合中国国情,以人为本的高效率、高质量的护理模式,是当前护理科研的重要课题。

(二)护理科研是护理专业化和学科发展的需要

随着全球护理新概念的建立,护理学范畴正在扩大,现代护理模式迅速发展,形成了独立的护理理论体系。同时,护理学正日趋向专业化方向发展,护理分工更加专业化、多层化。因而,要积极开展护理科学的基础研究和应用研究,加快护理学科的发展,更好地为人类的健康服务。

(三)护理科研有利于提高护理质量和工作效率

护理工作质量和工作效率,来自于科学的工作方法,来自于科学的理论指导。开展护理研究,可以培养护理人员用科学的方法发现问题、分析问题、解决问题,有利于提高护理工作质量和工作效率。

(四)护理科研是培养高级护理人才的重要途径

科学技术的发展、知识的更新要求护理工作者必须具备科学研究能力。通过护理研究实践活动,有利于培养既具有扎实的科学文化知识和护理专业理论知识,又具有独立获取知识和解决新问题能力的护理高素质人才,促进本专业发展和与国际护理同行交流。

第二节　护理科研的原则和方法

任何科学研究,都是以一定的世界观和方法论为指导的。护理科研必须坚持马克思主义的世界观和方法论,坚持辩证唯物主义和历史唯物主义,坚持科学的理论指导,坚持护理伦理道德,只有这样才能把护理研究的科学性、价值性以及社会性紧密结合。

一、护理科研的原则

护理科研必须遵守以下共同原则:

(一)实事求是原则

实事求是是辩证唯物主义和历史唯物主义的精髓,是辩证唯物主义认识论的基本要求,也是一切科学研究必须遵循的基本原则。

坚持实事求是的原则,就是要求在护理研究中,做到不唯上、不唯书、不唯众、不唯洋,要唯实。所谓不"唯上",就是在护理研究中,敢于坚持真理,不因权威人士的意图和观点而左右自己的思维和观点；不“唯书”，就是不能被书本上、文献中已有的结论和过时的理论框框所禁锢、所束缚，要善于从生活中、实践中发现问题，敢于怀疑，敢于创新，敢于破除旧的理论和结论，尊重客观事实；不“唯众”，就是不能被大多数人不符合客观实际的看法和观点所左右，要有自己的独立意志，善于独立思考，注重调查研究，善于从一般人难以发现的部位和环节中寻找新的疑点和问题；不“唯洋”，就是要从中国国情、城乡居民的健康状况和社会发展的实际需要出发。只有坚持实事求是，尊重客观事实，崇尚深入细致的调查研究，排除一切主观因素干扰，护理研究才能真正探寻到护理规律，才能解决护理实践中的问题，才能推动护理学的发展。

（二）科学缜密原则

护理研究是一项科学研究工作，它所要探寻回答的是护理规律和护理科学理论问题。因此，护理研究必须坚持科学缜密的原则。

1. 护理研究必须用科学的理论做指导。任何科学研究只有在正确的理论指导下，才有可能取得有科学价值的研究成果。离开正确的理论指导，是不能获得研究成果的。因此，护理研究无论是在选题、设计研究方案，还是在判断、得出研究结论等方面，都要用正确的理论做指导。

2. 护理研究要讲究科学的研究方法。科学的研究手段和方法，是取得科学研究结论的工具和条件。只有根据护理研究的目的、任务和对象的实际情况，采用科学的调查方法和分析研究方法，才能保证护理研究的客观性和科学性。在科研设计和执行过程中，为了排除个体差异和干扰因素的影响，必须遵守四个基本原则：对比原则、均衡原则、随机原则和重复原则。即要有一定数量的重复观察样本，设立对照组，均衡地配对分层，做到随机化分组或随机抽样。护理研究的选题、设计、调查、分析和总结等各个环节，都要有一套比较完善的程序和科学的方法。这些程序和方法，是护理研究实践长期经验的总结，是保证护理研究具有科学性的重要条件。因此，从事护理研究，就必须掌握并能熟练地运用这些程序和方法，以保证护理研究获取正确、科学的结果。

3. 要善于引进和运用现代化科技手段开展护理研究。随着科学技术的发展，科学研究手段日新月异。这些科学技术手段的发展，为科学研究增加了巨大的推动力。护理研究必须引进先进的技术手段，运用现代化技术方法，如运用临床高新技术、现代网络信息技术、计算机技术、统计分析技术、调查访问技术等开展护理研究，使护理研究与其他成熟学科的研究技术手段能达到同步发展的水平，促进护理学科的快速发展。

（三）道德与伦理原则

1. 有益无害原则。护理研究是以人为对象的。基于人道主义与伦理学的要求，研究者在对研究对象进行研究实验前，应谨慎地评估实验的利益和风险，并尽可能地将风险减少到最低水平。如果研究的风险大于利益时，应该修改和调整研究方案或手段；如果利益和风险均衡时，研究者应证明实施该项研究的合理性。

研究者直接把不成熟的措施或假设应用到人体是必须禁止的。医护人员首先考虑的是病人的健康，涉及人的生物医学研究之目的必须是改善诊断、治疗和预防措施

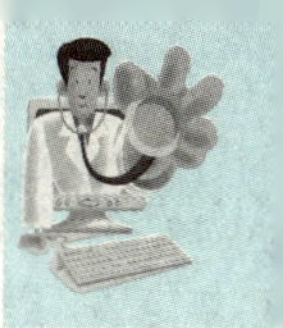

及了解疾病的病因和发病机制。无害的原则，是指研究本身对研究对象必须是无毒、无伤害和不增加痛苦的。

2. 知情同意原则。知情同意就是对病人和其他研究对象知情权利的尊重。知情同意要求研究者在选择研究对象时，向研究对象提供如下信息：

（1）研究的一般目的。

（2）研究对其正常生活和工作带来的影响。

（3）所收集资料的性质。

（4）研究的时间。

（5）选择研究对象的数量。

（6）研究的主要程序。

（7）可能带给研究对象的好处和麻烦。

要使研究对象在知情的前提下确定自己是否同意参加研究。参加者必须是自愿的，研究对象有权同意、拒绝或终止参加研究。知情同意并不是将全部的做法都告诉研究对象，而是对研究对象说明此研究会给他带来的不良后果或增加的额外负担。只考虑研究者的需要，而忽视研究对象的权利是不道德的。

3. 保护隐私的原则。护理研究中不可直接涉及研究对象的真实姓名，可用编号代表姓名的匿名方式，以尊重和保护其隐私权。在采用访谈方式收集资料时，研究者也应当向访谈对象保证所获资料只能用在特定的研究范围，并保证为其保密。

二、护理科研的方法

（一）调查研究

调查研究是护理科研工作的一种重要方法，其中包括搜集资料、整理资料和分析资料。例如：为了全面照顾病人，促进其身心健康，护理人员就要研究社会家庭方面、生理方面、心理方面与疾病发生的关系，并对每个病人的具体情况进行分析处理，寻求正确的护理方法，消除多种不利的社会、家庭、环境、心理等因素的影响，以促进康复。这项工作需要进行大量的调查研究，以掌握一般规律和在特殊情况下的护理措施。

（二）实验研究

实验研究是使设计的实验因素在排除其他条件的干扰下，作用于受试对象，然后对实验效应进行观察。实验研究包括实验因素、受试对象和实验效应三个组成部分。例如：研究测量上肢血压时，肱动脉与心脏若不在同一水平是否影响测得的数值。实验因素为肱动脉与心脏同一水平和分别高于心脏 15 cm、低于心脏 10 cm 时所测血压值的比较。受试对象为正常成人男性。实验效应为肱动脉血压的改变情况。

（三）临床试验研究

临床试验研究是按照科学的实验方法，研究疾病临床阶段规律的试验。研究内容包括:某一疾病的病因或发病原理,以寻求早期诊断指标;根据病因或临床转归等,制定疾病的临床分型;研究影响疗效的因素及疗效对比等,其中以疗效对比最为常用。临床试验研究除应遵循实验研究的基本原则和方法以外,在病例选择、设立对照组、疗法选择、避免试验偏差及效果评价等方面根据实验目的均有其各自的特点。例如,对压疮防治方面的临床试验研究,可以探讨如何避免剪力以防止压疮的发生;研究某种药物对压疮的疗效时,对病人的诊断、病程、神志、年龄、营养状况、精神状况等必须保证组间的一致性;在对照组疗法的选择,疗程的长短,用药后疮面的大小、深浅,以及愈合与否的效果判定等方面,均应在研究计划中做出具体的规定。

第三节 护理科研的程序

护理科研同其他科学研究一样,具有探索性、创新性和复杂性等特征,这决定了护理科研工作必须遵循一定的工作程序。科学合理的科研程序可以有效地指导研究活动,使得护理科研工作符合科学规律,取得科学结果。

一、选题

选题是选择所要研究的课题,是进行科学研究最重要、最有决定意义的一步,是每项科研工作的起点,它在一定程度上反映了科学研究的水平和研究成果的价值,同时也决定了论文的最后水平。

选题前要先查阅文献,因为它是确定选题的科学依据。在一个研究课题开始之前,必须先进行调查研究,查阅文献资料,了解与课题有关的信息,研究其现状和水平,以获得粗略的预测和估计,其中包括获得本专业的科研信息。选题必须符合需要性、目的性、实用性、先进性、科学性和可行性等基本要求。

二、立论

立论是对已经确立的研究选题提出一个预期性的答案,是对所要研究的问题作出一种因果关系的预测,也是通常所说的设立假说。在研究中立论是很重要的,它影响着研究设计和研究结果。研究是根据立论引导来进行的,所得结果也必然纳入立论中,丰富立论框架。因此,立论必须正确,经得起实践的考验;必须能深刻反映事物的本质,揭示事物的内在联系与客观规律;必须观点鲜明,针对已确立的研究问题。

三、科研设计

科研设计是研究工作的总体实施方案,包括研究对象、研究内容、研究方法等。不同种类的护理工作，科研设计的内容不尽相同，但都必须遵循对照原则、重复原则、随机原则、均衡原则、伦理原则等，还都应当包括专业设计、统计学设计和组织工作三方面的内容，缺一不可。方案的设计，既要先进，又要可行，力求用最经济的人力、物力、时间，达到最佳的效果。科研设计包括：研究工作方案和具体实施方案。

1. 研究工作方案。研究课题的总体设计方案先由课题负责人编制方案，其中包括国内外有关的发展现状与动向的情报依据，研究的途径与步骤、各阶段的内容与目标、工作方法、人员分工、物质配备（仪器、设备、场所、实验手段及经费）、规章制度、组织领导等，再将此方案交研究组讨论修订。如所研究的课题对经济社会的发展有重要意义，应向政府或主管部门申请立项，以获得更多关心和支持。

2. 具体实施方案。根据研究工作方案，按照研究内容和任务分工，分别制订各项研究内容的具体实施方案，其中包括实验设计和调查计划等。

四、科研资料的收集与处理

（一）原始资料的收集

原始资料的收集，要按照实验（调查）设计的要求，运用科学方法收集事实资料。这些事实资料不仅为课题进一步深入研究提供了保证，也为课题研究结果的分析和研究目标的实现积累了可靠的科学数据。因为科研结论是从实验或观察到的事实资料数据中推论出来的，原始资料收集的真实、准确与否，关系到研究结论的真实、正确和科学性，所以应严格按照设计方案规定的要求和方法进行收集。

（二）资料整理和分析

研究的目的在于认识客观规律，通过实验或调查等方法收集到的大量资料和数据需要进行科学的整理和加工，为最后进行科学分析和抽象做好准备。资料整理和数据处理就是对实验或调查获得的资料进行科学加工，对各类数据资料进行分类整理和统计学处理，分析比较不同观察组间各种现象的发生频率、组间差异，揭示各因素之间的相互关系，排除偶然现象，发现客观规律。要根据研究目的来进行取舍数据资料，凡是与研究目的相关联的正反两方面资料都应当选取，不能只选用与预期结果符合的所谓“有用资料”，而舍弃与预期结果不相符的资料，否则就可能出现重大偏差，甚至导致错误的研究结果和结论。

第四节　护理科研论文的写作

科研论文是研究工作的总结，也是科研工作的重要组成部分。论文内容包括选题背景、研究目的、资料来源、研究方法和对所得结果的分析、综合、归纳、演绎、抽象等。论文要求有一定格式，要求立意新颖，在理论上对实践有指导意义。

一、护理论文的种类

护理论文常见的分类有：

1. 按论文写作的目的可分为学术论文和学位论文两类。

2. 按课题内容可分为基础研究论文、临床应用论文和开发研究论文。

3. 按取得资料的手段分可分为调查性研究论文、观察性研究论文、实验性研究论文和整理资料性论文。

4. 按论文论述体裁分可分为论著、述评和综述等类。

护理论文的内容和形式多样，常见的有护理科研论文、护理综述论文、个案研究论文和护理经验论文等。

二、护理科研论文的基本要求

护理科研论文是传播科研成果、交流实践经验和启迪学术思想的主要文献形式。它需要遵循实事求是、科学缜密等基本原则，通过恰当的文字予以表达，有着一般论文的共性，也有其特殊的个性。归纳起来，护理科研论文共有五个基本要求：

（一）思想性

护理科研论文提出的观点、方法不能违背党的四项基本原则，不能违背党和国家的方针、政策和法令，不能宣扬伪科学和封建迷信思想，还要注意保守科技机密。

（二）科学性

任何一篇护理科研论文都是客观事实的真实反映。科学性是指科技成果客观、完整、准确、真实和严密的程度，要充分吸收前人研究工作正确的经验和失败的教训，实事求是，尊重客观事实。护理科研工作者应以严谨的科学态度，客观真实地记述自己的工作情况、经验教训和研究成果。

（三）创新性

创新是科研的灵魂，是护理研究选题必须遵循的基本原则。创新性也称独特性、新颖性，是指研究的课题有新的创意，新的发展，具有独特的特点。创新并非全新，也不是单指那些“填补空白”的课题，而是指该课题在研究的思路、角度、依据的理论、调查的对象和采用的方法等方面有独到的、新颖的地方。护理科研论文的创新体现在：

1. 对通说的纠正。对以往护理经验中不恰当的地方予以纠正，提出新说。

2. 对前说的补充。在前人研究基础之上不断研究新的方法、技术，以进一步提高护理质量。

3. 对空白的填补。开创新的研究领域。

（四）实用性

护理科研论文选题时要从实际出发，符合我国国情，根据护理工作的实际需要，解决那些迫切需要解决的问题。同时论文所阐述的观点和介绍的方法要经得起实践检验，可以供他人借鉴和参考。

（五）可读性

护理科研论文的写作不同于科普读物，更不同于文学作品和新闻报道。它要求应用科学的语言、规范的名词术语、标准化的量和单位以及统一的形式，以较小的篇幅，传递较多的科技信息。良好的可读性还体现在：观点明确、思路清晰、结构严密、层次分明、重点突出、文字简洁、语法正确、描述准确、逻辑性强。

三、护理科研论文的基本结构和写作方法

护理论文的种类很多，由于内容、体裁、类型不同，具体格式也不尽相同，其中最重要、最有代表性的是护理科研论文（论著）。按照国际医学期刊编辑委员会于20世纪70年代后期制定的《生物医学期刊投稿统一要求》，其写作格式一般包括文题、作者署名与单位、摘要与关键词、正文、参考文献五个部分。其中正文是文章的主体部分，一般分为前言、对象与方法、结果、讨论、结论五个部分。

（一）文题

文题是论文的题目，又称题名、篇名或标题，是文章总纲，是读者认识全文的窗口。文题应新颖醒目，言简意赅，具有信息性，富于吸引力，给人以深刻的印象。

（二）作者署名与单位

在每篇文章的题目下面都应写上作者姓名和工作单位，以便编辑、读者与作者联系或咨询，也是对文章内容负责的表现，是作者权利与荣誉的体现。署名是护理科研论文的必要组成部分。

（三）摘要

摘要也叫文摘，是文章的内容提要，是简明、确切地综述文章重要内容的短文，是论文的高度概括，包含正文的主要信息，具有独立性。摘要的内容包括研究的目的或背景、方法、结果和结论四段结构式书写。一般采用第三人称，不分段、不列表（图）、不引用文献、不加评论和解释。

（四）关键词

关键词是从文章中经过精心抽出的、最能表达论文主要内容具有实质意义的词语，也是解释和描述论文主题内容重要的、关键性的词语。关键词是论文的重要信息

点，也是一篇论文的主题精华，是文摘的文摘。其目的是为了编制索引和检索系统，为读者查阅和编制二次文献带来方便。

关键词应尽可能采用主题词表。先查中文汉语主题词表，如果没有相应的词，可以使用护理学科当前常用的词语。关键词一般不选用介词、连词等有语法功能而没有完整词汇意义的词。一篇文章可选 3 ~ 5 个关键词。关键词应写在摘要之下，无摘要的文章可写在文末或作者署名的下方。

（五）前言

前言又叫引言、序言、导言，是正文的开端，文章的开场白，是对全文涉及主要内容的简要解说，一般包括历史回顾、提出问题、概述全文、引出下文等四方面内容，不分段。前言要说明本研究的目的和意义，适当介绍历史背景和理论的依据，扼要提示所用的方法和得到的结果。

（六）对象与方法

对象与方法是论文的重要部分，它是阐述论点、论据、进行论证并得出结论的重要步骤。护理研究多以临床研究为主，在对象与方法中，应重点说明用什么对象，做什么和怎么做的问题。对象与方法根据论文类型不同也可写成“材料和方法”、“临床资料”、“病例介绍”等。对象的内容主要包括研究对象的来源、性质、数量、选取和处理。根据论文的具体内容，方法可以写成“研究方法”、“调查方法”、“实验方法”、“护理措施”、“护理要点”等。

（七）结果

根据论文内容，结果又称“效果”或“效果评价”。结果是论文的关键部分，是作者的主要劳动成果，是临床护理论文的核心部分，是作者论述本研究的价值和讨论观点的依据。

结果介绍要求做到既有实验结果又有统计学结论，同时还要有精炼规范的文字叙述，必要时，可采用统计表和统计图等不同形式表达。

（八）讨论

讨论是论文的精华和主体部分，在整篇论文中占有举足轻重的地位，主要是对文章研究结果进行综合分析和理论说明。讨论是结果的逻辑延伸，是把实验结果提高到理论认识，通过对所进行的研究、实验和观察结果的归纳、分析、推理、阐述论证，阐明事物的内在联系，评价其意义，引出恰当的结论。讨论在一定程度上决定了论文的学术水平和价值。讨论的内容一般包括：

1. 本研究的原理和概念。
2. 所得结果的分析和评价。
3. 结果反映的事物的内在联系。
4. 从结果引出的推理和结论。

5. 指出结果和结论的理论意义，对实践的指导作用和应用价值。

6. 今后要解决的问题与展望及该项研究的不足之处或出现的误差等问题。

（九）结论

结论又称结束语、结语。它是在实践验证和理论分析的基础上，通过严密的逻辑推理而得出的富有创造性、指导性、经验性的结果描述。常见的结论内容包括：总结全文，强化主题，综合概括研究结果，提出解决问题的答案；指出本研究在理论和实践中的价值；对本课题提出进一步研究的建议。

（十）参考文献

参考文献是撰写论文时引用的有关期刊、书籍等资料。凡是引用前人（包括作者自己过去）已发表文献中的观点、数据和材料等，都要在文中引用处予以标明并在文本最后列出所参考的各种文献。参考文献是撰写论文的重要资料，是论文的组成部分，它反映了论文的科学依据，可提高论文的学术价值，体现作者严谨的科学态度和对所研究课题现状掌握的广度和深度，也体现了作者尊重他人劳动成果的诚实品质。参考文献还向读者提供原文资料，以备核查，可加深对论文的理解，或为进一步研究课题提供方便。

参考文献的著录格式分为两种。期刊著录格式为：序号．作者姓名．题名．期刊名称，年份，卷（期）：起止页[例如：1. 赵淑兰. 骨髓移植病人的特殊口腔护理. 中华护理杂志，1990，25（3）：25－26]。图书著录格式为：序号. 作者姓名. 书名. 版本. 出版地：出版者，出版年份：页（例如：2. 林菊英，金乔. 中华护理全书. 南昌：江西科学技术出版社，1994：224－227）。

四、护理科研论文的评价

护理科研论文是科研工作的书面总结，是作者劳动的成果，是科研工作承上启下的桥梁和纽带。因此，评价护理科研论文要持慎重、负责的态度，实事求是地作出科学的评价。

（一）护理科研论文评价的目的

护理科研工作者通过科研论文评价展示自己的劳动成果，希望得到同行评议，肯定成绩，指出不足，纠正失误，有利于科研工作继续前进，有利于科研工作者的劳动成果得到同行和社会的认可，更好地体现人身价值。

（二）护理科研论文评价标准

护理科研论文的评价，主要是对其本身的学术价值即科学性、先进性、实用性和逻辑性等方面进行评价，其次才是对其文学性的评价。

1. 评价选题。评价论文首先要看研究者选定的题材是否合理和有创新，评定时应注意：

（1）提出的问题是否有研究价值，研究的内容和结果能否指导护理实践。

（2）论文立意是否先进，是否重复别人的工作，即使是同一个主题也要不断增加新内容和新方法。

（3）看所研究的问题的发生率是否高，是否具有普遍性。

（4）论文标题是否具体、确切和具有吸引力，文章题目是否与内容相符。

2. 评价研究方法和结果。研究论文的科学性在于研究结果是否有可重复性，即能否按照论文所描述的方法再重复出结果。因此，研究论文的科学性取决于论文科研设计内容的科学性。

研究结果的先进性可表现在作者能否提出新的见解或对前人的研究有所修改或补充，所选用的研究方法和材料是否都是新的等。研究结果是用于推理得出结论的依据，可通过标准差或标准误的计算，判断研究设计的误差大小和所得数据的精密度。精密度是指研究所得数据的可重复性的大小。标准差或标准误越小，反映科研设计的误差小和精密度大，可重复性大；反之，标准差或标准误大则表示精密度小，可重复性小，论文的科学性和数据的可靠性就差。

3. 评价讨论和结论部分。讨论和结论是论文的最后部分，也是全文的精华，要从作者推理是否合乎逻辑思维规律，论点是否有说服力，科研内容是否真实可靠，结论能否揭示事物的内在规律并上升到理论高度或产生新观点等来评定。

4. 文学性。科技论文是应用文体，写作语言要朴实，取材要真实可靠，要注意词句应用准确。科研论文也是一种科学著作，在文字表达上要求严谨和符合实际，措辞不能模棱两可，文笔要通畅。

第五节　护理科研的管理

护理科研管理是科研管理人员运用科学管理的方法，组织执行护理科研计划，对科研选题、课题进度检查、科研成果产出、成果转化和成果奖励的管理过程。

一、护理科研计划的管理

（一）护理科研计划概念

科研计划是指按照预定的科研目标，根据科学技术发展的规律，通过预测分析，对未来一段时间内科学技术研究工作的过程作出的全面安排。护理科研计划包括护理科研规划和计划。护理科研规划是国家卫生建设总体规划的组成部分，由国家机关有关部门统一制定并下发执行；各医学院校和医院的护理科研计划根据国家护理科研规划和本单位实际情况以及医学发展需要制定，并按隶属关系审批，抄报上级单位备案。科研计划管理是组织制定和实施国家、部门、各单位科研计划的管理活动。

（二）护理科研计划的分类

护理科研计划可根据科研管理工作的需要按不同方法进行分类，可以有如下几种划分法：

1. 按内容划分。可分为课题计划、参研人员计划、科研经费计划、物资设备场所供应计划。

2. 按时间划分。可分为长期计划（10 年或 10 年以上）、中期计划（5～10 年）和近期或年度计划（1～3 年），此外还有周计划、月计划、季度计划等形式。

3. 按性质划分。指令性计划、招标性计划、委托性计划和自由选择计划。指令性计划具有强制性和约束性，招标性计划有一定约束力，但不具强制性。

（三）计划实施的管理

1. 加强领导。计划管理部门要督促课题负责人严格检查试验、调查、观察等是否按照方案审慎认真进行，必要时要给予帮助，做好协调工作。要求详细记录并保存所有观察、实验数据和照片等，并指导总结各阶段的成果。

2. 监督检查。计划管理部门要深入课题组掌握情况，随时掌握计划的实施情况，发现问题及时采取措施，并监督科研经费的合理使用。

3. 组织考核。计划管理部门要严格做好考核工作，以保证科研计划中阶段性目标的实现。凡验收不合格或中途被淘汰的项目，不能拨付后期资金。要提高科研工作效益，确保总计划的实施。

二、护理科研课题和项目的管理

科研活动最基本的单元是科研项目或课题。从事科研活动的最基本组织形式是项目组或课题组。科研活动是通过一个个科研项目或课题具体的完成来体现的。因此，项目或课题的管理可以说是科研计划管理的核心。

（一）护理科研课题和项目的概念

科研课题是为了解决一个相对单一并且独立的科学技术问题而确定的科研题目。科研项目是为了解决一组若干科研课题组成的、彼此之间有内在联系的、比较复杂而且综合性较强的科学技术性问题所确定的科研题目。

（二）科研课题和项目的全程管理

科研课题和项目的管理应遵循科学研究的基本过程来进行。课题和项目管理由前期、中期、后期三个部分组成。其管理程序及内容如下：

1. 前期管理（即立题申报阶段）。工作内容包括：调查需求情况，确立研究目标，预测发展趋势，组织课题选优与申报，签订课题研究合同，编制经费预算，组织科研队伍，制定相应的政策措施。

科研管理部门人员要提高管理水平，掌握最新科技信息，熟悉申报程序，为护理研究课题申报者当参谋，指导协助申报者，使其选题符合计划资助的选题范围；申报书要求书写规范，字迹清楚，文字简练，立题依据充分，论证全面准确，研究内容具体，目标明确，技术路线清晰；经费预算要适度；课题组成员结构要合理。

2. 中期管理（即实施管理阶段）。工作内容包括：科研信息管理、科研经费管理和科研制度的管理。

（1）科研信息管理。科研管理人员可利用因特网等信息网络进行查询，及时了解护理学科动态，深入了解课题执行情况，并建立反馈系统，及时调整、完善科研设计，并对阶段性科研结果进行评价。

（2）科研经费管理。经费预算是护理科研计划的重要组成部分。经费应包括科研业务费、实验材料费、仪器设备使用费、协作费和机动费。对科研经费管理要从严从细，实行动态管理，改革科研经费拨付方式，采取分期拨款制。对科研项目要进行跟踪检查，对研究工作难以展开或因预期结果已丧失先进性、创新性、实用性的项目要及时终止或调整研究方向，使经费损失降到最低。可根据课题实际，采用经济核算制或科研合同制进行管理。

（3）科研制度管理。科研管理部门要完善科研管理工作的规章制度，如科学研究、新技术开发和引进等科技项目的申报、审核制度，经费使用和审计等规章制度；还可运用“PDCA 循环”等方法实施管理，实现规范化、制度化管理。

3. 后期管理（即总结评审、成果推广阶段）。工作内容包括：课题总结、撰写论文、召开课题成果鉴定会、举办科技成果推广会议，把科技成果应用到临床实践，收集反馈应用信息，申报科研成果奖励。

（1）科技成果管理。科研成果是科技工作者共同辛勤劳动的结晶，是国家的宝贵财富，必须严格管理。对科技成果的管理包括评议、鉴定、应用、推广、考核、评价、成果奖励等。① 抓好科研资料的整理和总结。在科研工作各个阶段和完成全部工作之后，课题负责人应组织人员整理资料和进行统计分析，写出总结报告或科研论文。② 认真做好科研成果鉴定。组织有关专家讨论、评议、写出评语，并对成果提出推广应用计划，对新理论、新技术、新疗法的安全性进行预测。③ 做好科研成果的应用和推广工作。成果通过鉴定后，要适时帮助举办推广应用学习班或专题讲座，也可以与上级科研部门、各级学术组织联合举办推广会议。最后，做好推广应用材料的收集、整理、归档工作，适时申报奖励。

（2）科研评估管理。科研工作的评估是量化管理科研工作的重要内容之一，是引用竞争机制，实现科研工作管理目标的重要手段。通过制定各项指标对科研项目进行阶段性的定量评估分析，既可以及时掌握科研计划的实施情况，为科研管理提供控制和决策的依据，同时又可以使各个科研单位及时发现不足，进行适时调整和改进。另一方面，通过科研工作的评估，可以诊断出科研工作及科研管理中存在的问题，并采取相应的措施，在下一步工作中加以解决和克服，以保证科研项目的顺利实施和达到预期的结果。

单元小结

护理科研管理是科研管理人员运用科学管理的方法，组织执行护理科研计划，对科研选题、课题进度检查、科研成果产出、成果转化和成果奖励的管理过程。我国目前的护理科研包括护理基础理论、临床护理应用、护理专业和护理人员自身发展等方面的研究，应遵循实事求是、科学缜密、道德与伦理的原则，采用调查研究、实验研究、临床试验研究的方法。护理科研包括选题、立论、科研设计、科研资料的收集与处理、结题鉴定、成果申报等程序。护理论文有多种分类方法，要注重思想性、科学性、创新性、实用性、可读性等基本要求；其写作格式一般包括文题、作者署名与单位、摘要与关键词、正文、参考文献五个部分。护理科研管理主要包括护理科研计划的管理、科研课题和项目的全程管理。

关键术语

科研选题　科研设计　论文摘要　关键词　科研规划　科研计划　科研课题　科研项目　科研成果

复习思考题

1. 说出目前我国护理科研的研究内容。
2. 说出护理论文写作的基本要求。
3. 列出护理论文写作格式的五个主要部分。
4. 说出护理科研规划与计划的区别。
5. 分组讨论护理科研为什么应遵守有益无害原则、知情同意原则和保护隐私的原则。
6. 科研论文的创新性体现在哪些方面？

阅读材料

申报科研课题的基本步骤

第一步：阅读各级课题申报通知，明确通知的要求。

第二步：学习研究课题管理方面的文件材料。

第三步：学习研究《课题申报指南》，确定申报的课题（可以直接选用《科研申报指南》中的课题，也可以自己确定课题）。

第四步：组织课题组，认真阅读关于填表说明的文字，研究清楚《科研课题申请书》各个栏目的填写要求。

第五步：根据《科研课题申请书》各栏日的要求分工查找材料和论证。

第六步：填写《科研课题申请书》草表。

第七步：研究课题确定后，填写《科研课题申请书》正式表（一律要求打印）。

第八步：按要求份数复印。

第九步：按要求签署意见、加盖公章。

第十步：填写好《科研课题申报材料目录表》。

第十一步：按时将《科研课题申请书》、《科研课题申报材料目录表》和评审费送交科研处(室)转送市、省、国家科研主管部门[也可以直接送市、省、国家科研主管部门，但必须报科研处(室)备案]。

实 习 指 导

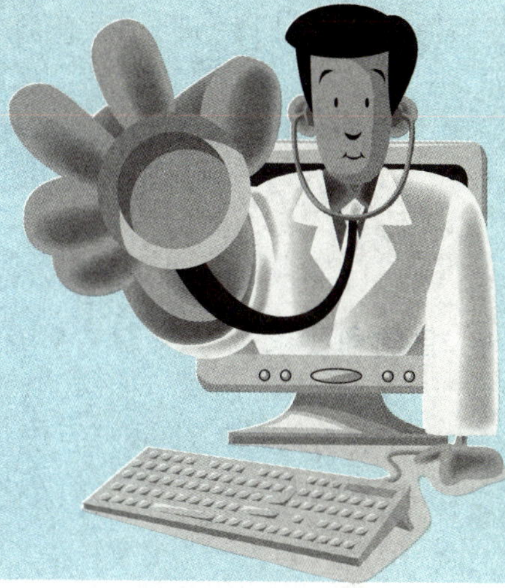

实习一　制定个人年度学习计划

一、目的和要求

1. 了解制定计划的意义。
2. 掌握有效计划的基本问题“5W1H”的实质。
3. 掌握计划的编制过程。
4. 制定一份个人年度学习计划。
5. 实习学时:2 学时。

二、方法与步骤

1. 方法。按照计划编制的原则、过程,以书面形式制定一份个人学习计划。
2. 步骤。

(1) 认真剖析自己,分析自身的优势和存在的问题。

(2) 结合实际,确定一年要达到的目标。

(3) 提出实现目标的具体方案。

三、注意事项

1. 制定的计划,要分清主次,抓住关键要害,不要眉毛胡子一把抓。

2. 提出的计划要符合自身的具体情况。
3. 可通过与同学、班主任之间的交流，给自己定位。

实习二　临床护理质量评价

一、目的和要求

1. 了解临床护理质量统计的方法。
2. 掌握临床护理质量评价的方法。
3. 实习学时：2 学时。

二、方法与步骤

案例：2010 年度某二级甲等医院有护理人员 442 人、820 张床位。在一次临床护理质量检查中抽查护士 50 人，其中“三基”达标人数 45 人，护理技术操作合格人数 48 人；抽查护理病历 20 份，19 份合格；抽查危重病人 10 人，基础护理合格人数 9 人；全年没有压疮及护理事故发生，但有严重差错 1 次；急救物品 242 件全部处在完好备用状态；随机抽查消毒灭菌物品 10 件，全部合格；全院均已执行一人一针一管。

1. 根据上述临床护理质量检查的结果进行统计与计算，再根据统计结果进行质量分析，评价各项指标是否符合二级医院的质量标准。
2. 写出实习报告，内容包括质量统计结果和质量分析。

三、注意事项

1. 认真复习等级医院护理质量评价标准。
2. 统计与评价要准确、合理。

实习三　压力蒸汽灭菌效果监测

一、目的和要求

1. 了解压力蒸汽灭菌效果监测的意义。

2. 掌握化学监测压力蒸汽灭菌效果的方法。
3. 掌握化学监测结果判断的方法。
4. 实习学时:1 学时。

二、方法与步骤

1. 化学指示卡(管)监测方法。将化学指示卡(管)放入大包或难以消毒部位的物品包中央,经一个灭菌周期后,取出指示卡(管),根据其颜色及性状的改变判断是否达到灭菌。

2. 化学指示胶带监测法。将化学指示胶带粘贴于每一待灭菌物品包外,经一个灭菌周期后,观察其颜色的改变,以指示是否经过灭菌处理。

3. 结果判定。检测时,所放置的指示卡(管)、胶带的性状或颜色均变至规定的条件,判断为灭菌合格;若其中之一未达到规定的条件,则说明灭菌过程不合格。

三、注意事项

1. 学生应明确消毒灭菌效果监测的重要性,用科学的态度进行监测。
2. 监测所用化学指示物须经卫生部批准,并在有效期内使用。
3. 在监测的过程中,注意安全,防止烫伤。

实习四 不同测血压方法对血压值的影响

一、目的和要求

1. 了解护理科研在科研设计和执行过程中,遵循对照基本原则的意义。
2. 掌握自身对照实验的方法。
3. 实习学时:2 学时。

二、方法与步骤

1. 全班学生随机抽样,每 2 人一组,同组两人互相测量血压。

2. 实验方法。选"自身对照",即实验与对照在同一受试对象身上进行,在同一受试者身上采取不同测血压方法(如不同体位、不同部位测血压),对测得的血压值进行比较。

三、注意事项

1. 测量前,让受试者休息片刻,以消除活动或紧张因素对血压的影响。

2. 测血压时,受试者衣袖不宜太紧,以免影响血流。

3. 被测肢体应与心脏处于同一水平,即坐位时与第四肋软骨水平,仰卧时与腋中线水平。

4. 袖带扎得不要过窄、过宽、过松、过紧。

附：
中华人民共和国《护士条例》

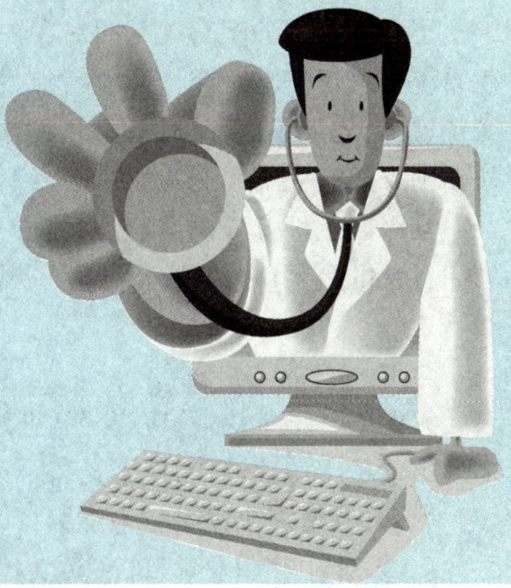

中华人民共和国国务院令

第 517 号

《护士条例》已经 2008 年 1 月 23 日国务院第 206 次常务会议通过，现予公布，自 2008 年 5 月 12 日起施行。

总　理　温家宝

二〇〇八年一月三十一日

护　士　条　例

第一章　总　　则

第一条　为了维护护士的合法权益，规范护理行为，促进护理事业发展，保障医疗安全和人体健康，制定本条例。

第二条　本条例所称护士，是指经执业注册取得护士执业证书，依照本条例规定从事护理活动，履行保护生命、减轻痛苦、增进健康职责的卫生技术人员。

第三条　护士人格尊严、人身安全不受侵犯。护士依法履行职责，受法律保护。

全社会应当尊重护士。

第四条　国务院有关部门、县级以上地方人民政府及其有关部门以及乡（镇）人民政府应当采取措施，改善护士的工作条件，保障护士待遇，加强护士队伍建设，促进护理事业健康发展。

国务院有关部门和县级以上地方人民政府应当采取措施，鼓励护士到农村、基层医疗卫生机构工作。

第五条　国务院卫生主管部门负责全国的护士监督管理工作。

县级以上地方人民政府卫生主管部门负责本行政区域的护士监督管理工作。

第六条　国务院有关部门对在护理工作中做出杰出贡献的护士，应当授予全国卫生系统先进工作者荣誉称号或者颁发白求恩奖章，受到表彰、奖励的护士享受省部级劳动模范、先进工作者待遇；对长期从事护理工作的护士应当颁发荣誉证书。具体办法由国务院有关部门制定。

县级以上地方人民政府及其有关部门对本行政区域内做出突出贡献的护士，按照省、自治区、直辖市人民政府的有关规定给予表彰、奖励。

第二章　执业注册

第七条　护士执业，应当经执业注册取得护士执业证书。

申请护士执业注册，应当具备下列条件：

（一）具有完全民事行为能力；

（二）在中等职业学校、高等学校完成国务院教育主管部门和国务院卫生主管部门规定的普通全日制3年以上的护理、助产专业课程学习，包括在教学、综合医院完成8个月以上护理临床实习，并取得相应学历证书；

（三）通过国务院卫生主管部门组织的护士执业资格考试；

（四）符合国务院卫生主管部门规定的健康标准。

护士执业注册申请，应当自通过护士执业资格考试之日起3年内提出；逾期提出申请的，除应当具备前款第（一）项、第（二）项和第（四）项规定条件外，还应当在符合国务院卫生主管部门规定条件的医疗卫生机构接受3个月临床护理培训并考核合格。

护士执业资格考试办法由国务院卫生主管部门会同国务院人事部门制定。

第八条　申请护士执业注册的，应当向拟执业地省、自治区、直辖市人民政府卫生主管部门提出申请。收到申请的卫生主管部门应当自收到申请之日起20个工作日内做出决定，对具备本条例规定条件的，准予注册，并发给护士执业证书；对不具备本条例规定条件的，不予注册，并书面说明理由。

护士执业注册有效期为5年。

第九条　护士在其执业注册有效期内变更执业地点的，应当向拟执业地省、自治区、直辖市人民政府卫生主管部门报告。收到报告的卫生主管部门应当自收到报告之日起7个工作日内为其办理变更手续。护士跨省、自治区、直辖市变更执业地点的，收到报告的卫生主管部门还应当向其原执业地省、自治区、直辖市人民政府卫生主管部门通报。

第十条　护士执业注册有效期届满需要继续执业的，应当在护士执业注册有效期届满前30日向执业地省、自治区、直辖市人民政府卫生主管部门申请延续注册。收到申请的卫生主管部门对具备本条例规定条件的，准予延续，延续执业注册有效期为5年；对不具备本条例规定条件的，不予延续，并书面说明理由。

护士有行政许可法规定的应当予以注销执业注册情形的，原注册部门应当依照行政许可法的规定注销其执业注册。

第十一条　县级以上地方人民政府卫生主管部门应当建立本行政区域的护士执

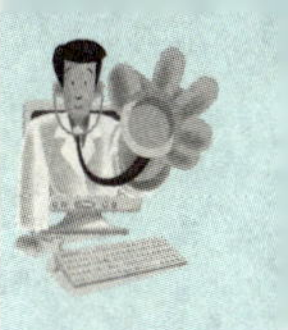

业良好记录和不良记录，并将该记录记入护士执业信息系统。

护士执业良好记录包括护士受到的表彰、奖励以及完成政府指令性任务的情况等内容。护士执业不良记录包括护士因违反本条例以及其他卫生管理法律、法规、规章或者诊疗技术规范的规定受到行政处罚、处分的情况等内容。

第三章　权利和义务

第十二条　护士执业，有按照国家有关规定获取工资报酬、享受福利待遇、参加社会保险的权利。任何单位或者个人不得克扣护士工资，降低或者取消护士福利等待遇。

第十三条　护士执业，有获得与其所从事的护理工作相适应的卫生防护、医疗保健服务的权利。从事直接接触有毒有害物质、有感染传染病危险工作的护士，有依照有关法律、行政法规的规定接受职业健康监护的权利；患职业病的，有依照有关法律、行政法规的规定获得赔偿的权利。

第十四条　护士有按照国家有关规定获得与本人业务能力和学术水平相应的专业技术职务、职称的权利；有参加专业培训、从事学术研究和交流、参加行业协会和专业学术团体的权利。

第十五条　护士有获得疾病诊疗、护理相关信息的权利和其他与履行护理职责相关的权利，可以对医疗卫生机构和卫生主管部门的工作提出意见和建议。

第十六条　护士执业，应当遵守法律、法规、规章和诊疗技术规范的规定。

第十七条　护士在执业活动中，发现患者病情危急，应当立即通知医师；在紧急情况下为抢救垂危患者生命，应当先行实施必要的紧急救护。

护士发现医嘱违反法律、法规、规章或者诊疗技术规范规定的，应当及时向开具医嘱的医师提出；必要时，应当向该医师所在科室的负责人或者医疗卫生机构负责医疗服务管理的人员报告。

第十八条　护士应当尊重、关心、爱护患者，保护患者的隐私。

第十九条　护士有义务参与公共卫生和疾病预防控制工作。发生自然灾害、公共卫生事件等严重威胁公众生命健康的突发事件，护士应当服从县级以上人民政府卫生主管部门或者所在医疗卫生机构的安排，参加医疗救护。

第四章　医疗卫生机构的职责

第二十条　医疗卫生机构配备护士的数量不得低于国务院卫生主管部门规定的护士配备标准。

第二十一条　医疗卫生机构不得允许下列人员在本机构从事诊疗技术规范规定的护理活动：

（一）未取得护士执业证书的人员；

（二）未依照本条例第九条的规定办理执业地点变更手续的护士；

（三）护士执业注册有效期届满未延续执业注册的护士。

在教学、综合医院进行护理临床实习的人员应当在护士指导下开展有关工作。

第二十二条　医疗卫生机构应当为护士提供卫生防护用品，并采取有效的卫生防护措施和医疗保健措施。

第二十三条　医疗卫生机构应当执行国家有关工资、福利待遇等规定，按照国家有关规定为在本机构从事护理工作的护士足额缴纳社会保险费用，保障护士的合法权益。

对在艰苦边远地区工作，或者从事直接接触有毒有害物质、有感染传染病危险工作的护士，所在医疗卫生机构应当按照国家有关规定给予津贴。

第二十四条　医疗卫生机构应当制定、实施本机构护士在职培训计划，并保证护士接受培训。

护士培训应当注重新知识、新技术的应用；根据临床专科护理发展和专科护理岗位的需要，开展对护士的专科护理培训。

第二十五条　医疗卫生机构应当按照国务院卫生主管部门的规定，设置专门机构或者配备专（兼）职人员负责护理管理工作。

第二十六条　医疗卫生机构应当建立护士岗位责任制并进行监督检查。

护士因不履行职责或者违反职业道德受到投诉的，其所在医疗卫生机构应当进行调查。经查证属实的，医疗卫生机构应当对护士做出处理，并将调查处理情况告知投诉人。

第五章　法律责任

第二十七条　卫生主管部门的工作人员未依照本条例规定履行职责，在护士监督管理工作中滥用职权、徇私舞弊，或者有其他失职、渎职行为的，依法给予处分；构成犯罪的，依法追究刑事责任。

第二十八条　医疗卫生机构有下列情形之一的，由县级以上地方人民政府卫生主管部门依据职责分工责令限期改正，给予警告；逾期不改正的，根据国务院卫生主管部门规定的护士配备标准和在医疗卫生机构合法执业的护士数量核减其诊疗科目，或者暂停其6个月以上1年以下执业活动；国家举办的医疗卫生机构有下列情形之一、情节严重的，还应当对负有责任的主管人员和其他直接责任人员依法给予处分：

（一）违反本条例规定，护士的配备数量低于国务院卫生主管部门规定的护士配备标准的；

（二）允许未取得护士执业证书的人员或者允许未依照本条例规定办理执业地点变更手续、延续执业注册有效期的护士在本机构从事诊疗技术规范规定的护理活动的。

第二十九条　医疗卫生机构有下列情形之一的，依照有关法律、行政法规的规定给予处罚；国家举办的医疗卫生机构有下列情形之一、情节严重的，还应当对负有责任的主管人员和其他直接责任人员依法给予处分：

（一）未执行国家有关工资、福利待遇等规定的；

（二）对在本机构从事护理工作的护士，未按照国家有关规定足额缴纳社会保险费用的；

（三）未为护士提供卫生防护用品，或者未采取有效的卫生防护措施、医疗保健措施的；

（四）对在艰苦边远地区工作，或者从事直接接触有毒有害物质、有感染传染病危险工作的护士，未按照国家有关规定给予津贴的。

第三十条 医疗卫生机构有下列情形之一的，由县级以上地方人民政府卫生主管部门依据职责分工责令限期改正，给予警告：

（一）未制定、实施本机构护士在职培训计划或者未保证护士接受培训的；

（二）未依照本条例规定履行护士管理职责的。

第三十一条 护士在执业活动中有下列情形之一的，由县级以上地方人民政府卫生主管部门依据职责分工责令改正，给予警告；情节严重的，暂停其6个月以上1年以下执业活动，直至由原发证部门吊销其护士执业证书：

（一）发现患者病情危急未立即通知医师的；

（二）发现医嘱违反法律、法规、规章或者诊疗技术规范的规定，未依照本条例第十七条的规定提出或者报告的；

（三）泄露患者隐私的；

（四）发生自然灾害、公共卫生事件等严重威胁公众生命健康的突发事件，不服从安排参加医疗救护的。

护士在执业活动中造成医疗事故的，依照医疗事故处理的有关规定承担法律责任。

第三十二条 护士被吊销执业证书的，自执业证书被吊销之日起2年内不得申请执业注册。

第三十三条 扰乱医疗秩序，阻碍护士依法开展执业活动，侮辱、威胁、殴打护士，或者有其他侵犯护士合法权益行为的，由公安机关依照治安管理处罚法的规定给予处罚；构成犯罪的，依法追究刑事责任。

第六章 附 则

第三十四条 本条例施行前按照国家有关规定已经取得护士执业证书或者护理专业技术职称、从事护理活动的人员，经执业地省、自治区、直辖市人民政府卫生主管部门审核合格，换领护士执业证书。

本条例施行前，尚未达到护士配备标准的医疗卫生机构，应当按照国务院卫生主管部门规定的实施步骤，自本条例施行之日起3年内达到护士配备标准。

第三十五条 本条例自2008年5月12日起施行。

学习卡账号使用说明

一、注册/登录

访问http://abook.hep.com.cn/sve，点击“注册”，在注册页面输入用户名、密码及常用的邮箱进行注册。已注册的用户直接输入用户名和密码登录即可进入“我的课程”页面。

二、课程充值

点击“我的课程”页面右上方“充值”图标，正确输入教材封底上的明码和密码，点击“确定”完成课程充值。

三、访问课程

在“我的课程”列表中选择已充值的课程，点击“进入课程”即可浏览或下载与本书配套的课程资源。

使用学习卡账号如有任何问题，请发邮件至：4a_admin_zz@pub.hep.cn。